Les pathologies en un coup d'œil pour les infirmiers

Chez le même éditeur

Les génériques en un coup d'œil pour les infirmiers. Correspondances DCI – Princeps, par S. Cornec. 2017, 136 pages.

Guide pratique de l'infirmière 2017–2018, par G. Perlemuter et L. Perlemuter, 5e édition, 2017, 1864 pages.

Méga Guide PHARMACO infirmier, par L. Chouchana et N. Dussaule, 2016, 784 pages.

Calculs de doses en 400 exercices corrigés pour les 3 ans du D.E.I., par J. Chevillotte et C. Muller, 2015, 208 pages.

Fiches de soins infirmiers, par P. Hallouët, J. Eggers et E. Malaquin-Pavan, 5e édition, 2015, 896 pages.

Guide du calcul de doses et de débits médicamenteux, par D. Rispail et A. Viaux, 2014, 192 pages.

Les pathologies en un coup d'œil pour les infirmiers

Stéphane Cornec

Infirmier diplômé d'État

Elsevier Masson

ELSEVIER

Elsevier Masson SAS, 65, rue Camille-Desmoulins, 92442 Issy-les-Moulineaux cedex, France

Les pathologies en un coup d'œil pour les infirmiers, 1re édition, de Stéphane Cornec.

ISBN : 978-2-294-76277-2
e-ISBN : 978-2-294-76300-7

Les indications et posologies de tous les médicaments cités dans ce livre ont été recommandées dans la littérature médicale et concordent avec la pratique de la communauté médicale. Elles peuvent, dans certains cas particuliers, différer des normes définies par les procédures d'AMM. De plus, les protocoles thérapeutiques pouvant évoluer dans le temps, il est recommandé au lecteur de se référer en cas de besoin aux notices des médicaments, aux publications les concernant et à l'Agence du médicament. L'auteur et l'éditeur ne sauraient être tenus pour responsables des prescriptions de chaque médecin.

Table des matières

Index des abréviations 7

Acouphènes 10
Addictions 12
Allergies 14
Alzheimer (maladie d') 16
Anaphylaxie 18
Anorexie 20
AOMI (artériopathie oblitérante des membres inférieurs) 22
Arthrose 24
Ascite cirrhotique 26
Asthme 28
Athérosclérose 30
AVC (accident vasculaire cérébral) 32
Autisme 34
BPCO (broncho-pneumopathie chronique obstructive) 36
Cataracte 38
CHC (carcinome hépatocellulaire) 40
Chikungunya 42
Cirrhose 44
Coqueluche 46
Coma 48
Dengue 50
Dépression 52
Dermatite atopique 54
Diabète sucré 56
DMLA (dégénérescence maculaire liée à l'âge) 58
Drépanocytose 60
Ébola 62
Encéphalopathie hépatique 64
Encéphalopathies subaiguës spongiformes transmissibles (ESST) 66
Endométriose 68
Épilepsie 70
Fibromyalgie 72
Fièvre à virus du Nil occidental 74

Glaucome 76
Grippe saisonnière 78
Hémochromatose héréditaire 80
Hémophilie 82
Hémorragie digestive haute cirrhotique 84
Hépatite virale 86
Huntington (maladie de) 88
IC (insuffisance cardiaque) 90
IDM (infarctus du myocarde) 92
IRC (insuffisance rénale chronique) 94
Listériose 96
MICI (maladie inflammatoire chronique de l'intestin) 98
Migraine 100
Mucoviscidose 102
Myopathie de Duchenne 104
OAP (œdème aigu du poumon) 106
Obésité 108
Ostéoporose 110
Paludisme (malaria) 112
Parkinson (maladie de) 114
Polyarthrite rhumatoïde 116
Pré-éclampsie 118
Progéria 120
Psoriasis 122
Rhinite allergique 124
Saturnisme 126
Schizophrénie 128
SEP (sclérose en plaques) 130
Shigellose 132
SLA (sclérose latérale amyotrophique) 134
Surdité 136
Syndrome d'apnée du sommeil 138
Syndrome de Rett 140
Thrombose veineuse 142
Troubles du sommeil 144
Tuberculose 146
Urticaire 148
VIH (infection par) 150
Vitiligo 152

Glossaire 154

Index des abréviations

ACFA : arythmie cardiaque par fibrillation auriculaire
AEG : altération de l'état général
AFP : alpha-fœtoprotéine
AINS : anti-inflammatoire non stéroïdien
AIT : accident ischémique transitoire
AOMI : artériopathie oblitérante des membres inférieurs
ARA II : antagoniste des récepteurs de l'angiotensine II
ASP : abdomen sans préparation
ATCD : antécédent
AVC : accident vasculaire cérébral
AVCH : accident vasculaire cérébral hémorragique
AVCI : accident vasculaire cérébral ischémique
AVK : antivitamine K
AVP : accident de la voie publique
BASIC : bêtabloquants, anti-agrégants plaquettaires, statines, IEC, contrôle des facteurs de risques
BK : bacille de Koch
BPCO : bronchopneumopathie chronique obstructive
BTP : bâtiment et travaux publics
CAMSP : centre d'action médico-sociale précoce
CHC : carcinome hépatocellulaire
CLAT : centre de lutte antituberculeuse
CMPP : centre médico-psycho-pédagogique
CRA : centre ressources autisme
CRCM : centre de ressources et de compétences de la mucoviscidose
CRP : *C reactive protein* (marqueur de l'inflammation)
DFG : débit de filtration glomérulaire
DMLA : dégénérescence maculaire liée à l'âge
DLC : date limite de consommation
DO : déclaration obligatoire
DSM : *Diagnostic and Statistical Manual of mental disorders* (la 5e édition est parue en 2013)
ECBC : examen cytobactériologique des crachats
ECG : électrocardiogramme
ECT : électroconvulsivothérapie
EEG : électroencéphalogramme
EFR : épreuve fonctionnelle respiratoire
EIA : événement indésirable iatrogène
EMG : électromyographie

EP : embolie pulmonaire
ETO : échographie transœsophagienne
ETP : éducation thérapeutique du patient
ETT : échographie transthoracique
FDR : facteurs de risques
FDR CV : facteurs de risques cardio-vasculaires
FIV : fécondation *in vitro*
FMH : Fédération mondiale de l'hémophilie
FOGD : fibroscopie œso-gastro-duodénale
GSS : syndrome de Gertsmann-Straüssler-Scheinker
HAS : Haute Autorité de Santé
HbA1c : hémoglobine glyquée
HELLP : *hemolysis, elevated liver enzymes, low platelet count*
HH : hémochromatose héréditaire
HSV : *Herpes simplex virus*
HTA : hypertension artérielle
HTIC : hypertension intracrânienne
IC : insuffisance cardiaque
ICP : intervention coronaire percutanée
IDE : infirmier diplômé d'État
IDM : infarctus du myocarde
IDR : intradermoréaction
IEC : inhibiteur de l'enzyme de conversion
IFF : insomnie fatale familiale
IgG : immunoglobuline G
IgM : Immunoglobuline M
ILA : infection du liquide d'ascite
IM : intramusculaire
IMC : indice de masse corporelle
INSERM : Institut national de la santé et de la recherche médicale
IPS : index de pression systolique
IR : insuffisance rénale
IRA : insuffisance rénale aiguë
IRC : insuffisance rénale chronique
IRCT : insuffisance rénale chronique terminale
IRM : imagerie par résonance magnétique
IST : infection sexuellement transmissible
ITA : immunothérapie allergénique
ITL : infection tuberculeuse latente
LCR : liquide céphalo-rachidien
LIS : *locked-in syndrome*
MCJ : maladie de Creutzfeldt-Jakob
MI : membres inférieurs
MICI : maladie inflammatoire chronique de l'intestin
MLA : maculopathie liée à l'âge
NMDA : N-méthyl-D-aspartate
OAP : œdème aigu du poumon
OMI : œdème des membres inférieurs

OMS : Organisation mondiale de la Santé
ONG : organisation non gouvernementale
PBH : ponction biopsie hépatique
PCR : *polymerase chain reaction*
PLS : position latérale de sécurité
RT-PCR : *reverse transcription-polymerase chain reaction*
SC (voie) : sous-cutanée
SEP : sclérose en plaques
SEP-RR : sclérose en plaques récurrente-rémittente
SEP-SP : sclérose en plaques secondairement progressive
SEP-PP : sclérose en plaques progressive primaire
SIDA : syndrome de l'immunodéficience acquise
SLA : sclérose latérale amyotrophique
SNC : système nerveux central
SNFGE : Société nationale française de gastro-entérologie
TC : traumatisme crânien
TED : troubles envahissants du développement
TM : tuberculose maladie
TOC : trouble obsessionnel compulsif
TSH : *Thyroid Stimulating Hormone*
TVP : thrombose veineuse profonde
UGD : ulcère gastro-duodénal
UHDRS : *Unified Huntington's Disease Rating Scale*
UNV : unité neuro-vasculaire
VEGF : *Vascular endothelial growth factor*
VEMS : volume expiratoire maximal par seconde
VIH : virus de l'immunodéficience humaine
VHA : virus de l'hépatite A
VHB : virus de l'hépatite B
VHC : virus de l'hépatite C
VHD : virus de l'hépatite D
VHE : virus de l'hépatite E
VHG : virus de l'hépatite G
VNI : ventilation non invasive
VO : varices œsophagiennes
VOG : varices œsogastriques
VS : vitesse de sédimentation (marqueur de l'inflammation)

Acouphènes

DÉFINITION	ÉTIOLOGIE	FACTEURS DE RISQUES	COMPLICATIONS
Sifflements ou des bourdonnements perçus par les oreilles mais qui ne proviennent pas du milieu extérieur. Ils peuvent être intermittents ou continus, temporaires ou s'installer à long terme.	**Des troubles de l'audition** sont à l'origine des acouphènes dans **80 %** des cas. Des **lésions** au niveau des nerfs auditifs peuvent aussi être en cause, mais également des **médicaments ototoxiques**, une **otite** moyenne...	Presbyacousie Exposition au **bruit** d'origine **professionnelle** (BTP, militaires...) **Surexposition** lors de certaines manifestations : concerts, boîtes de nuit, cinémas...	**La gêne** ressentie est **variable** selon les individus. Les acouphènes **peuvent être très invalidants** au quotidien et avoir un retentissement sur l'endormissement ou sur les possibilités de concentration. Ils peuvent également provoquer de l'anxiété ou une dépression.

EXAMENS	TRAITEMENTS	RÔLE IDE
Un **audiogramme** doit être réalisé pour vérifier s'il n'y a pas de troubles de l'audition.	**Il n'y a pas de traitement médicamenteux** à ce jour contre les acouphènes, mais la recherche dans ce sens progresse. En cas de pertes auditives, une **aide auditive** peut soulager la personne. Des **prothèses spécifiques,** émettant un bruit de fond, peuvent masquer en partie les acouphènes. Les **thérapies cognitivo-comportementales** aident à vivre avec les acouphènes en les relativisant.	Pour réduire l'incidence des acouphènes, **la prévention** a toute sa pertinence. Une surexposition aux bruits peut en effet détruire de manière **irréversible** les **cellules ciliées** de l'oreille interne. De plus, chaque personne a une **vulnérabilité différente** aux bruits.

(Source : INSERM)

Addictions

DÉFINITION	ÉTIOLOGIE	CRITÈRES	FACTEURS DE RISQUES
Pathologie cérébrale entraînant une dépendance à une substance ou à une activité et ayant des **conséquences physiques et sociales importantes** Si les addictions au tabac, à l'alcool, au cannabis... sont bien connues, il existe aussi les addictions aux jeux d'argent, les achats compulsifs, etc.	• facteurs génétiques : variation interindividuelle de la tolérance vis-à-vis d'une substance qui peut favoriser l'entrée dans l'addiction • facteurs neurobiologiques : augmentation progressive de la tolérance au produit engendrant syndrome de sevrage et augmentation des doses	Le **DSM5** cite 11 critères dont : • problèmes personnels ou sociaux • activités réduites au profit de la consommation ou du jeu • besoin impérieux et irrépressible de consommer la substance ou de jouer • usage même lorsqu'il y a un risque physique...	• l'âge : les adolescents et les jeunes adultes ont en effet des **comportements à risque** susceptibles de les amener plus facilement vers une addiction • l'initiation précoce • la disponibilité du produit (tabagisme dans la famille par ex.) • la vulnérabilité psychologique

COMPLICATIONS	EXAMENS	TRAITEMENTS	RÔLE IDE
Outre les **dégâts physiques** (cirrhose pour l'alcool, cancer pour le tabac et l'alcool, troubles cognitifs...), les addictions peuvent entraîner une **déscolarisation** et une **marginalisation.**	Le **diagnostic** d'addiction est posé par le **psychiatre.** Il n'y a pas d'examen complémentaire.	Soins multidisciplinaires : • médicaments • prise en charge psychologique • accompagnement social • groupes de parole • thérapie multidimensionnelle familiale... Les soins sont longs et les rechutes fréquentes.	**L'impact de la consommation** de substances addictogènes sur **le développement du cerveau** des adolescents est encore mal connu. Mais les conséquences sociales et professionnelles possibles militent en faveur de la prévention du risque.

(Source : INSERM)

Allergies

DÉFINITION	ÉTIOLOGIE	SIGNES CLINIQUES	FACTEURS DE RISQUES
Les allergies signent **une absence ou une perte de tolérance** du système immunitaire vis-à-vis **d'allergènes** (acariens, poils d'animaux, pollens, médicaments – notamment les antibiotiques –, latex, venin, métaux comme le nickel ou le chrome...) **pourtant non pathogènes.**	Les cellules du système immunitaire mises en cause sont les anticorps IgE **(immunoglobulines de type E),** dirigées en principe contre les parasites, et les **lymphocytes T.** On parle d'**atopie** lorsque des IgE sont spécifiquement dirigées contre un allergène.	**Manifestations cutanées :** • urticaire • dermatite atopique **Manifestations respiratoires :** • rhinite allergique • asthme **Manifestations généralisées :** • anaphylaxie	Si les allergies sont très souvent liées à **une prédisposition génétique**, l'**environnement**, par le biais des **changements climatiques** (plus longue exposition aux pollens par ex.) et de la **pollution**, peut modifier l'expression des gènes ou tout simplement être un facteur aggravant.

Les pathologies en un coup d'œil pour les infirmiers

COMPLICATIONS	EXAMENS	TRAITEMENTS	INFORMATIONS IDE/AS/AMP
L'exposition à un allergène peut entraîner un **choc anaphylactique** (défaillance cardio-ventilatoire par vasoplégie) ou un **œdème de Quincke** (œdème localisé au niveau de la face et des voies respiratoires, et pouvant entraîner une détresse vitale).	Le diagnostic est posé par **le médecin allergologue.** Examen clinique et **anamnèse** prenant en compte les antécédents personnels et familiaux, l'environnement, les habitudes de vie. **Tests cutanés ou *prick-tests*** **Examens sanguins** (dosage des IgE, etc.)	• **éviction des allergènes** lorsque cela est possible • traitement à base d'**antihistaminiques** • **désensibilisation** ou immunothérapie allergénique (ITA) En cas de choc anaphylactique à domicile, il existe des **stylos injecteurs d'adrénaline.**	**Bon à savoir** : si l'hygiène a contribué à diminuer l'apparition de certaines pathologies et à augmenter l'espérance de vie, un excès d'hygiène pourrait paradoxalement avoir une influence sur l'augmentation des allergies, le système immunitaire étant moins aguerri.

(Source : INSERM)

Alzheimer (maladie d')

DÉFINITION	ÉTIOLOGIE/SIGNES CLINIQUES		FACTEURS DE RISQUES
Affection liée au vieillissement, **neurodégénérative du système nerveux central**. Elle se caractérise par une perte progressive et durable des **fonctions cognitives** et de l'autonomie. **1,3 million de personnes** pourraient être atteintes en France à l'horizon 2020.	La forme dite « **sporadique** » est la plus représentée, elle est multifactorielle (génétique, environnementale...). Elle concerne 2 à 4 % de la population après 65 ans. La forme « **familiale** », d'origine génétique, ne concerne que 1 % des personnes atteintes.	Le **peptide bêta amyloïde** (qui forme les plaques amyloïdes) et la **protéine tau** s'accumulent dans le cerveau et deviennent **toxiques**. Les premiers signes sont des **troubles de la mémoire** portant sur des faits récents et les détails de la vie quotidienne.	• l'**âge** : les personnes âgées sont les plus touchées • le **sexe** : les femmes sont plus touchées après 80 ans, mais l'espérance de vie est peut-être en cause • les facteurs de risques cardio-vasculaires (FDR CV) • les facteurs génétiques

COMPLICATIONS	EXAMENS	TRAITEMENTS	RÔLE IDE
Trouble de l'organisation et de la programmation Aphasie Apraxie Accentuation des troubles de la mémoire allant jusqu'à la non-reconnaissance des proches Dépression Démence	**Bilan neuropsychologique** simplifié par le médecin traitant (test de mémorisation de 5 mots par ex.) **Consultation dans un centre mémoire** avec un neurologue ou un gériatre *Mini-Mental State Examination* (MMSE) **IRM cérébral**	**Entretien des connexions neurales** par une stimulation active (calcul mental, pratique d'un instrument de musique...) **Alimentation équilibrée** (le cerveau est énergivore) **Traitement médicamenteux spécifique et/ou symptomatique**	**Surveiller** l'apparition de complications, sources de dépendance, de perte d'autonomie et de désocialisation **Écoute active** des aidants naturels (qui permettent le maintien au domicile de la personne atteinte) **Maintien des repères** existants pour éviter l'exacerbation des troubles

(Sources : revue *Soins*, INSERM)

Anaphylaxie

DÉFINITION	ÉTIOLOGIE	ALLERGÈNES
Forme la plus **sévère de l'allergie,** après le choc anaphylactique. C'est **une atteinte généralisée** de l'organisme.	L'anaphylaxie est liée à la **libération massive, soudaine et inappropriée d'histamine** par des cellules du système immunitaire : les mastocytes des tissus et les basophiles du sang.	• **les aliments :** lait de vache, œufs, poissons, arachide, noix de cajou… • **les venins d'hyménoptères :** abeilles, guêpes, frelons, etc. • **les médicaments :** notamment les anti-inflammatoires non stéroïdiens dont l'aspirine, les bêtabloquants, les antibiotiques, les produits anesthésiques… • **le latex**

SIGNES	COMPLICATIONS	TRAITEMENTS
Signes cutanés : • urticaire • pâleur • œdème du visage **Signes ventilatoires** : • difficultés ventilatoires • asthme • œdème de Quincke (urgence absolue) **Signes digestifs** : • nausées • vomissements • diarrhées	Une complication redoutable de l'anaphylaxie est le **choc anaphylactique** qui provoque une **vasoplégie** brutale. C'est une **urgence absolue**.	Le médicament de première intention du **choc anaphylactique** est une **injection d'adrénaline** qui est disponible sous forme de stylo auto-injecteur et qui est utilisable par la personne ou son entourage. En première intention, lorsque les signes sont moins sévères, des **corticoïdes** et des **antihistaminiques** sont prescrits.

(Source : INSERM)

Anorexie

DÉFINITION	ÉTIOLOGIE	SIGNES CLINIQUES	FACTEURS DE RISQUES
L'anorexie mentale est **un trouble du comportement alimentaire** souvent associé à des troubles psychologiques. Elle se déclenche le plus fréquemment **entre 14 et 17 ans**, touche plus souvent **les filles** que les garçons, et concerne **toutes les catégories sociales.**	L'anorexie mentale est **polyfactorielle**, associant des facteurs : • génétiques • individuels • environnementaux • familiaux • socioculturels	• restrictions alimentaires • refus de s'alimenter • **possible(s) phase(s) boulimique(s) avec vomissements volontaires** • parfois prise de laxatifs • perception déformée de son corps • sentiment de contrôler son corps • IMC $< 17{,}5\ kg/m^2$ • aménorrhée > 3 mois	Certains troubles psychologiques sont **prédisposants** : • perfectionnisme • faible estime de soi • manifestations anxieuses ou dépressives précoces **Facteurs aggravants :** • phobies • addictions • troubles obsessionnels compulsifs (TOC)

COMPLICATIONS	TRAITEMENTS	RÔLE IDE
Si, en moyenne, la phase anorexique dure entre un an et demi et trois ans, 21 % des personnes soignées sont atteintes d'**anorexie mentale chronique.** Une perte de cheveux, des problèmes rénaux, des constipations sont possibles. Sur le long terme, il y a un **risque d'ostéoporose** et d'**usure dentaire** (liée aux vomissements). **5 %** des personnes diagnostiquées **décèdent** : • arrêt cardiaque (par troubles ioniques) • suicide...	• **consultation** ou **hospitalisation** (si risque vital pour le patient ou échec des soins en ambulatoire) • **soins multidisciplinaires** • **thérapie familiale** **Objectifs :** • normalisation du poids • traitement des souffrances psychologiques	L'anorexie mentale pouvant avoir un retentissement important sur **la vie scolaire, professionnelle et sociale**, le **repérage et les soins précoces** sont indispensables.

(Source : INSERM)

AOMI (artériopathie oblitérante des membres inférieurs)

DÉFINITION	ÉTIOLOGIE	SIGNES CLINIQUES	FACTEURS DE RISQUES
Sténose des artères des membres inférieurs engendrant une hypoxie des tissus	**Athérosclérose** dans 95 % des cas	4 stades cliniques : • **ischémie d'effort asymptomatique** (index de pression systolique < 0,9 ou abolition de pouls) • **ischémie d'effort symptomatique** avec claudication intermittente • **ischémie chronique** avec en plus des douleurs de décubitus • **ischémie aiguë** avec risque vital pour le MI	Facteurs de risque cardio-vasculaires : • HTA • diabète • hyper-cholestérolémie • tabac • obésité • alcoolisme • sédentarité

AOMI (artériopathie oblitérante des membres inférieurs)

COMPLICATIONS	EXAMENS	TRAITEMENTS	RÔLE IDE
Le risque est la **nécrose des tissus,** suivie d'une **amputation.**	• **écho-Doppler artérielle** pour objectiver l'ischémie artérielle : – artères des MI – aorte abdominale – bilan d'extension : artères rénales et carotidiennes • **exploration de l'aorte abdominale peut-être explorée.** • mesure de l'**IPS** • **ECG** de repos • **écho-Doppler cervicale** • **bilan biologique** : FDR CV (bilan lipidique, etc.), recherche d'une atteinte rénale, bilan d'hémostase	**Amélioration de la symptomatologie** (antalgiques...) **Revascularisation par fibrinolyse, angioplastie, stent** Pérennisation de la revascularisation **Prévention** des autres événements cardio-vasculaires (antiagrégant plaquettaire, statine, IEC)	Éducation thérapeutique du patient car **l'AOMI est un marqueur de risques cardio-vasculaires.** Conseils hygiéno-diététiques Surveiller l'apparition d'effets indésirables médicamenteux et l'efficacité des antalgiques

(Source : HAS)

Arthrose

DÉFINITION	ÉTIOLOGIE	SIGNES CLINIQUES
Pathologie **articulaire chronique** entraînant la destruction du cartilage articulaire, un remaniement de l'os sous-chondral et une **inflammation** synoviale **L'évolution est généralement lente** par poussées inflammatoires et peut aller jusqu'à la **destruction de l'articulation.**	**Production d'une enzyme** appelée métalloprotéase par les **chondrocytes du cartilage** Cette enzyme est produite du fait de la présence de différents médiateurs (cytokine notamment) et de **stress mécaniques**. Il peut exister un terrain génétique favorable. Cette enzyme provoque la destruction du cartilage et **génère un cercle vicieux** : l'irritation de la membrane synoviale produit à son tour des enzymes de dégradation, et provoque une réaction de l'os sous-chondral.	**Douleur mécanique** survenant à l'effort, s'aggravant en fin de journée, cédant au repos et nécessitant un dérouillage matinal **Limitation de la fonction articulaire :** • difficultés lors de la marche • difficultés à la préhension des objets

FACTEURS DE RISQUES	EXAMENS	TRAITEMENTS
L'obésité, facteur de risque d'arthrose des genoux et des mains : • pression plus importante sur les cartilages des genoux • présence d'adipokines **Le vieillissement** rend les chondrocytes plus sensibles (ils produisent plus de métalloprotéases).	**Examens cliniques** : • sévérité du handicap • intensité de la douleur… **Radiographies** permettant d'observer le pincement de l'interligne articulaire qui joint les os	Information du patient **Règles hygiéno-diététiques :** • perte de poids • activité physique adaptée **Kinésithérapie** pour adopter des règles d'économie articulaire **Traitement médicamenteux :** • paracétamol en première intention • antiarthrosique d'action lente (insaponifiable de soja...) • AINS locaux Si réponse insuffisante : injections intra-articulaires de corticoïdes ou d'acide hyaluronique La pose d'une prothèse peut être envisagée.

(Sources : revue *Soins* et INSERM)

Ascite cirrhotique

DÉFINITION	ÉTIOLOGIE	SIGNES CLINIQUES	FACTEURS DÉCLENCHANTS
L'ascite est une **accumulation de liquide dans le péritoine**. L'ascite marque généralement une aggravation de la fonction hépatique chez la personne cirrhotique.	L'ascite se développe par la conjugaison : • d'une **hypertension portale** • avec une **rétention hydrosodée**.	• augmentation du volume de l'abdomen • matité déclive	Écart de régime chez une personne cirrhotique : • reprise de l'alcool • non respect du régime hyposodé. Thrombose porte

COMPLICATIONS	EXAMENS	TRAITEMENTS	RÔLE IDE
Infection du liquide d'ascite (ILA), le plus souvent par des bactéries intestinales, mais également cutanées, urinaires, pulmonaires et nosocomiales **Ascite réfractaire** aux traitements diurétiques (le traitement de référence est alors la transplantation hépatique)	**Une échographie** peut-être réalisée pour objectiver une ascite asymptomatique. **Ponction d'ascite** pour évaluer le risque d'ILA	• régime hyposodé • diurétiques • ± ponction évacuatrice • ± expansion par perfusion d'albumine humaine à 20 % si ponction évacuatrice > à 3 litres • ± antibioprophylaxie en cas d'ascite pauvre en protides (< 15 g/l)	L'observance du traitement par diurétiques et du régime sans alcool/hyposodé est capitale : **le taux de survie à 1 an après la survenue d'une première poussée d'ascite est de 50 %.** Surveillance des effets indésirables du traitement et de signes d'infection

(Source : HAS)

Asthme

DÉFINITION	ÉTIOLOGIE	SIGNES CLINIQUES	FACTEURS DE RISQUES
L'asthme est une **maladie inflammatoire chronique** de l'appareil ventilatoire. Fréquente, elle touche 4 millions de personnes en France. Les symptômes commencent souvent **pendant l'enfance** et surviennent par crises.	**L'inflammation de l'épithélium bronchique** provoque une **bronchoconstriction** et une **hypersécrétion de mucus.**	• ventilation sifflante (dyspnée) • toux sèche d'irritation surtout nocturne • difficultés respiratoires au repos	**Facteurs génétiques** **Facteurs environnementaux** (hypersensibilité aux acariens, à la pollution, aux pollens, moisissures, à la salive des chats, à l'air froid, au stress, tabac...) À savoir : **les non-fumeurs sont également touchés.**

COMPLICATIONS	EXAMENS	TRAITEMENTS	RÔLE IDE
Insomnies Retentissements scolaires et professionnels Gêne ventilatoire pouvant aller jusqu'à l'arrêt respiratoire L'asthme est responsable de **2 000 décès chaque année**.	**Épreuves fonctionnelles respiratoires** (EFR) pour mesurer les volumes d'air inspirés et expirés dans un tube Recherche d'une rhinite allergique associée Recherche des **circonstances de déclenchement d'une crise**	**Traitement de la crise** : Bêta 2 mimétiques associés ou non à une corticothérapie orale **Traitement de fond** selon 4 paliers (asthme intermittent, persistant léger, persistant modéré et persistant sévère) L'asthme persiste toute la vie…	La personne ne doit pas consulter uniquement quand l'asthme est symptomatique, la **prescription doit être modulée en continu**. La prévention est importante, le niveau de contrôle des symptômes étant insuffisant.

(Sources : revue *Soins* et INSERM)

Athérosclérose

DÉFINITION	ÉTIOLOGIE	SIGNES CLINIQUES	FACTEURS DE RISQUES
L'athérosclérose est une accumulation de **plaques d'athérome**, principalement constituées de **lipide**, au niveau de la tunique interne des **artères.** L'athérosclérose peut entraîner la sténose de l'artère.	Les plaques d'athérome sont constituées de débris cellulaires et de lipide. **La réaction inflammatoire chronique locale** peut fragiliser cette plaque, ainsi que la paroi artérielle. Des plaquettes s'agrègent à la plaque et forment un **thrombus.**	Souvent asymptomatiques, les plaques d'athérome, lorsqu'elles se rompent, peuvent engendrer : • des douleurs localisées • des essoufflements • des vertiges • une instabilité à la marche • des troubles de la vision ou du rythme cardiaque.	Facteurs de risques cardio-vasculaires : • HTA • diabète • hyper-cholestérolémie • tabac • obésité • alcoolisme • sédentarité

COMPLICATIONS	EXAMENS	TRAITEMENTS
80 % des cas de mort subite ont pour origine une rupture de plaque d'athérome. Une rupture de plaque au niveau d'une artère coronaire peut provoquer un **infarctus du myocarde**. Localisée au niveau d'une artère carotide, elle peut aboutir à un AVC. La rupture d'une plaque d'athérome au niveau d'une artère fémorale et sa migration dans une artère pulmonaire via la veine cave, puis le cœur, peut provoquer une embolie pulmonaire.	• électrocardiogramme • échographie Doppler des artères • artériographie	La prescription d'une **statine** permet de réduire le taux de LDL cholestérol qui favorise le développement des plaques d'athérome. En curatif : • l'**angioplastie** • éventuellement associée à la pose d'un **stent** pour pérenniser la revascularisation

(Source : INSERM)

AVC (accident vasculaire cérébral)

DÉFINITION	ÉTIOLOGIE	SIGNES CLINIQUES	FACTEURS DE RISQUES
L'AVC regroupe : l'AVC ischémique, l'AVC hémorragique et l'accident ischémique transitoire (AIT). Une **suspicion d'AIT** doit orienter vers les urgences et une **unité neuro-vasculaire** (UNV).	**AVC ischémique** : plaques d'athérome dans les artères, maladies cardio-emboliques (ACFA, risque lié aux prothèses valvulaires, IDM…) et lacunes. **AVC hémorragique** : HTA, AVK, angiopathie amyloïde...	Apparition rapide de : • cécité monoculaire • aphasie • troubles moteurs ou sensitifs unilatéraux • hémianopsie latérale homonyme. Association de : vertiges, diplopie, dysarthrie, troubles de la déglutition, perte de l'équilibre, *drop attack*.	Facteurs de risques cardio-vasculaires : • HTA • diabète • hyper-cholestérolémie • tabac • obésité • alcoolisme • sédentarité.

Les pathologies en un coup d'œil pour les infirmiers

COMPLICATIONS	EXAMENS	TRAITEMENTS	RÔLE IDE
Possibles : • handicaps moteurs (hémiplégie...) • troubles de la déglutition • dysarthrie • aphasie • épilepsie • déclin cognitif • dépression (30 % dans l'année qui suit l'AVC)	**Imagerie du cerveau** par IRM ou scanner **Imagerie des vaisseaux** par angioRM, angioscanner ou écho-Doppler Électrocardiogramme Éventuellement une ETO	**AVC ischémique** En phase aiguë : • fibrinolyse jusqu'à 4 h 30 après le début des symptômes • éventuellement héparine. En prévention secondaire : AVK ou antiagrégants plaquettaires	Prévention concernant les facteurs de risque **Repérer les signes de l'AIT** et orienter vers une UNV Accompagner la personne et ses proches dans la perte d'autonomie et d'indépendance

(Sources : revue *Soins* et INSERM)

Autisme

DÉFINITION	ÉTIOLOGIE	SIGNES CLINIQUES	FACTEURS DE RISQUES
L'autisme fait partie des **troubles envahissants du développement** (TED). Il apparaît avant l'âge de 3 ans et persiste tout au long de la vie. 1 nouveau-né sur 150 serait concerné par l'autisme et les TED.	**Origine multifactorielle**, notamment génétique	L'autisme se caractérise par : • une **altération** qualitative des **interactions sociales** • des **problèmes de communication** (verbale et non verbale) • des **troubles du comportement** avec un répertoire d'intérêts et d'activités restreint, stéréotypé et répétitif.	Antécédents familiaux de TED Les TED sont quatre fois plus fréquents chez les hommes que chez les femmes.

COMPLICATIONS	DIAGNOSTIQUE ET SUIVI	TRAITEMENTS
Le handicap associé peut être léger à sévère. **Il entraîne très souvent des difficultés d'apprentissage.** **Troubles souvent associés :** • troubles du sommeil • troubles psychiatriques (dépression...) • épilepsie.	**Il faut éviter le sur-handicap provenant d'un retard de diagnostic** grâce à : • un **réseau d'alerte** constitué notamment par la communauté éducative (**IDE scolaires**...) et les professionnels de la petite enfance • un **réseau de diagnostic simple** composé, entre autres, par les **CAMSP** et **CMPP** • un **réseau de diagnostic complexe** s'appuyant sur les **CRA** régionaux. Assurer des **soins précoces et intensifs** tout au long de la vie (scolarisation adaptée, favoriser l'inclusion sociale et professionnelle...) **Soutien des familles**...	Il n'existe à ce jour **aucun traitement** de l'autisme. Cependant, **de nouvelles pistes sont explorées** (diurétique permettant d'évacuer l'excès de chlore dans les neurones par ex.). Un traitement des troubles associés peut être mis en place (antiépileptiques par ex.).

(Source : INSERM)

BPCO (broncho-pneumopathie chronique obstructive)

DÉFINITION	ÉTIOLOGIE	SIGNES CLINIQUES	FACTEURS DE RISQUES
La BPCO est une **inflammation chronique des bronches et des poumons** provoquant une **gêne ventilatoire** (inflammation des bronches) et r**espiratoire** (inflammation du tissu pulmonaire).	L'inflammation chronique provoque un **épaississement des parois** des bronches et une **sécrétion de mucus** qui gênent l'écoulement de l'air. Le tissu pulmonaire est également touché : les **échanges gazeux** au niveau des alvéoles pulmonaires sont contrariés.	Signes cliniques non spécifiques : • toux chronique • expectorations • dyspnée. **Baisse des activités physiques** **Difficultés lors des activités quotidiennes**	**Le tabagisme** (actif ou passif) est à l'origine de la BPCO dans 80 % des cas. Exposition domestique ou professionnelle à des poussières (silice, oxyde de fer, charbon, etc.) ou à des fumées.

BPCO (broncho-pneumopathie chronique obstructive)

COMPLICATIONS	EXAMENS	TRAITEMENTS	RÔLE IDE
De nombreuses **comorbidités** sont associées à la BPCO, du fait de l'inflammation chronique et du stress oxydatif : • cancer du poumon, du pancréas, de l'œsophage, du sein • insuffisance cardiaque. • cirrhose • diabète • anxiété.	**La spirométrie** permet de mesurer le volume pulmonaire et les débits bronchiques. La mesure du **volume expiratoire maximal par seconde** (VEMS) permet de classer la BPCO en 4 stades de sévérité croissante.	**Accompagnement multidisciplinaire :** • arrêt du tabac ou de l'exposition aux substances favorisantes • traitements par bronchodilatateurs et oxygénothérapie • réhabilitation respiratoire (kinésithérapie) • exercice physique adapté et mesures hygiéno-diététiques.	Malgré une meilleure connaissance de cette pathologie, **la mortalité associée stagne** du fait d'un sous-diagnostic ou d'un retard de diagnostic. Il faut donc encourager les personnes à consulter leur médecin traitant devant des signes avant-coureurs.

Source : INSERM)

Cataracte

DÉFINITION	ÉTIOLOGIE	SIGNES CLINIQUES	FACTEURS DE RISQUES
La cataracte est une **opacification du cristallin**. D'installation progressive, elle entraîne une **baisse de l'acuité visuelle** et un éblouissement à la lumière vive. La cataracte touche 1 personne sur 5 à partir de 65 ans (2 sur 3 après 85 ans).	La cataracte est avant tout liée à l'âge et à un **processus oxydatif**.	Baisse progressive de l'acuité visuelle La cataracte entraîne une coloration grisâtre du cristallin.	• l'âge • la cataracte peut-être congénitale chez l'enfant • un traumatisme oculaire • une inflammation • un diabète • une rétinite pigmentaire

COMPLICATIONS	EXAMENS	TRAITEMENTS	RÔLE IDE
La cataracte peut entraîner une baisse très importante de l'acuité visuelle, avec un **retentissement sur la vie sociale et professionnelle**.	Mesure de l'**acuité visuelle** **Examen du cristallin** par un ophtalmologiste après dilatation de la pupille	La chirurgie est le traitement de la cataracte. Particulièrement bien maîtrisé, le remplacement du cristallin s'effectue en **ambulatoire**. L'**implant** peut être adapté aux défauts visuels de la personne et corriger une myopie ou un astigmatisme par ex.	Devant l'énorme avancée que constitue la chirurgie de la cataracte en terme d'indépendance des personnes âgées, l'IDE doit conseiller au mieux ces dernières, notamment les personnes anxieuses vis-à-vis de la chirurgie ou de l'hospitalisation, même de courte durée.

(Source : INSERM)

CHC (carcinome hépatocellulaire)

DÉFINITION	ÉTIOLOGIE	SIGNES CLINIQUES	FACTEURS DE RISQUES
Le CHC est un **cancer** qui se développe quasi exclusivement sur **un foie anormal**, notamment au **stade de la cirrhose**.	**Le CHC se développe sur une cirrhose** dans 75 à 80 % des cas.	Le CHC évoluant sournoisement, ce sont les **signes cliniques de la cirrhose** qu'il est possible d'observer : • foie dur • splénomégalie • angiomes stellaires • circulation veineuse collatérale abdominale... (voir CIRRHOSE)	**Cirrhose :** • infection par le VHB (± VHD) et/ou le VHC • alcoolisme • hémochromatose • cirrhose biliaire primitive **CHC :** • âge > 55 ans • sexe masculin • cirrhose évoluée

COMPLICATIONS	EXAMENS	TRAITEMENTS
Outre le **risque de métastases** extra-hépatiques, le **décès** peut survenir par cachexie ou insuffisance hépatocellulaire.	**Échographie abdominale** tous les 6 mois **Dosage** du taux sanguin **du marqueur tumoral AFP** (alpha-fœtoprotéine) IRM, scanner, échographie de contraste Biopsie Bilan d'extension	• **la résection hépatique** (en première intention sur les CHC sur foie sain, plutôt rare) • **la transplantation hépatique,** indiquée pour les CHC sur cirrhose, qui a l'avantage de traiter le CHC et sa cause • la chimioembolisation associe une chimiothérapie à un blocage du sang qui alimente la tumeur • la radiofréquence qui permet une destruction percutanée des petites tumeurs

(Sources : revue *Soins* et SNFGE)

Chikungunya

DÉFINITION	ÉTIOLOGIE	SIGNES CLINIQUES
Le chikungunya est une **maladie infectieuse** transmise par la piqûre de certains moustiques. C'est une pathologie à **déclaration obligatoire.**	Cette pathologie est liée à la prolifération dans l'organisme d'un **virus** préalablement **inoculé par un moustique** du genre *Aedes*, comme le moustique tigre, également vecteur de la dengue et de la fièvre jaune.	Le chikungunya est **asymptomatique dans 5 à 40 %** des cas. Sinon, après la période d'incubation de 2 à 3 jours en moyenne, apparaissent : • une pyrexie brutale • des arthralgies sévères associées à des myalgies (organes cibles du virus ; *chikungunya* veut d'ailleurs dire : « celui qui marche courbé ») • des céphalées • des éruptions cutanées. Si la fièvre et les signes cutanés disparaissent en quelques jours, les douleurs articulaires durent quelques semaines.

COMPLICATIONS	EXAMENS	TRAITEMENTS	INFORMATIONS IDE/AS/AMP
La transmission de la mère à l'enfant est possible **durant l'accouchement,** avec des conséquences potentiellement graves. **La maladie peut se chroniciser,** provoquant le maintien des symptômes articulaires, avec pour conséquence **une qualité de vie dégradée.**	**Analyses biologiques** recherchant la présence : • du virus ou de son génome (RT-PCR) • d'anticorps spécifiques (IgM et IgG).	**Traitement symptomatique** : • **antipyrétique et antalgique** (pyrexie, céphalées et douleurs articulaires) • **anti-inflammatoire** (pour les douleurs articulaires). Il n'existe pas à ce jour de vaccin ou de traitement préventif.	Le chikungunya est une maladie tropicale présente maintenant dans le bassin méditerranéen du fait du réchauffement climatique et du mouvement des populations. **La prévention** est basée sur la **protection** contre les **piqûres de moustique** (**vêtements longs, moustiquaires...**).

(Source : INSERM)

Cirrhose

DÉFINITION	ÉTIOLOGIE	SIGNES CLINIQUES ET PARACLINIQUES
La cirrhose est le résultat de la **lente transformation** du foie en un organe dur, à surface irrégulière, et dont le volume est augmenté au début (hépatomégalie) et diminué en fin d'évolution. **Un tissu cicatriciel** remplace peu à peu **les cellules indispensables à son fonctionnement.**	• consommation excessive et régulière d'alcool • infection chronique par le VHB • infection chronique par le VHC • syndrome métabolique • hémochromatose génétique • hépatopathie auto-immune	**Anomalies cliniques** : • foie dur • angiomes stellaires • splénomégalie • circulation veineuse collatérale abdominale. **Anomalies biologiques** : • thrombopénie • diminution du taux de prothrombine. **Anomalies endoscopiques** : • varices œsophagiennes. **Anomalies visibles en imagerie** : • foie au contour bosselé et dysmorphie du foie • signes d'**hypertension portale** (VO...).

COMPLICATIONS	EXAMENS	TRAITEMENTS
• rétention hydrosodée • ascite • ictère • encéphalopathie hépatique • hémorragie digestive haute par rupture de varices œsophagiennes (VO), œsogastriques (VOG), ou fundiques • carcinome hépatocellulaire • risques infectieux	**Examen clinique :** • sur la consommation d'alcool, de médicaments... • calcul de l'IMC • mesure du tour de taille (syndrome métabolique) • bilan viral (VHB + VHD, VHC, VIH) • recherche d'une surcharge en fer (ferritine)... **Consultation spécialisée** avec : • test non invasif basé sur un score • ± élastométrie impulsionnelle ultrasonore • ± PBH • FOGD pour rechercher des VO, une gastropathie • écho-Doppler hépatique (recherche de CHC).	Traitement étiologique si possible Prévention des complications (ascite...) **Prévention du risque iatrogène et infectieux (immunodépression liée à la cirrhose) :** hygiène bucco-dentaire, limitation des examens invasifs...

(Source : HAS)

Coqueluche

DÉFINITION	ÉTIOLOGIE	SIGNES CLINIQUES
La coqueluche est une **infection respiratoire très contagieuse**. On recense dans le monde plus de 40 millions de cas annuels, ainsi que **300 000 décès infantiles**.	La coqueluche est provoquée par la **bactérie *Bordetella pertussis*.** Les **toxines** qu'elle libère vont endommager les **cellules ciliées** présentes au niveau des bronches et provoquer une toux persistante et caractéristique.	La **phase d'incubation**, sans symptôme, dure d'**1 à 3 semaines**. Elle est suivie d'un écoulement nasal généralement sans pyrexie, qui dure d'1 à 2 semaines. Vient ensuite la **phase paroxystique**, avec des **quintes de toux régulières**, qui s'intensifient la nuit, sans pyrexie et qui peuvent s'accompagner de **vomissements**. Cette phase peut durer plusieurs semaines. Cette toux est caractéristique lors de l'inspiration et fait penser au « **chant du coq** ».

COMPLICATIONS	EXAMENS	TRAITEMENTS	INFORMATIONS IDE/AS/AMP
La coqueluche est, en France, la première cause de décès par infection bactérienne entre 10 jours et 2 mois de vie. De plus, 90 % des décès par coqueluche surviennent chez des bébés de moins de 6 mois.	Outre la **clinique** et l'**anamnèse** qui vise à rechercher des cas de coqueluche dans l'entourage de la personne, le diagnostic est basé sur la **recherche de la bactérie** dans les sécrétions nasales mises en culture, ou mieux, par **amplification de l'ADN** par PCR (délais de quelques heures).	Le traitement prophylactique de référence est la vaccination, en France, en 3 doses à 2, 4 et 11 mois, puis des rappels à 6 ans, entre 11 et 13 ans et à 25 ans. L'**antibiothérapie** permet de limiter l'**isolement** de la personne à 3–5 jours après le début du traitement.	Considérée comme une maladie infantile, la coqueluche peut aussi toucher les adultes. Le **vaccin n'est pas efficace à vie**. Les adultes, moins exposés à l'infection des enfants grâce à la couverture vaccinale, ne bénéficient plus de « rappels naturels ». Ils peuvent donc être des « **réservoirs** » pour la bactérie…

(Source : INSERM)

Coma

DÉFINITION	ÉTIOLOGIE	SIGNES CLINIQUES	FACTEURS DE RISQUES
Le coma est la forme la plus sévère d'**altération de la conscience**. Le coma ne doit pas être confondu avec : • l'éveil non répondant (ex état végétatif) • l'état de conscience minimale (ou pauci-relationnel) • la mort cérébrale.	**Altération du système de l'éveil** au niveau du tronc cérébral ou **atteinte de l'ensemble du cortex** et/ou de la substance blanche	Le sujet ne répond à **aucune stimulation**. Il n'y a aucune ouverture des yeux, ni de signe de conscience de soi ou de l'environnement. Sa durée varie de quelques jours à quelques semaines.	Pathologies liées : • hypoxie cérébrale • AVC • TC • intoxication médicamenteuse • état de mal épileptique • encéphalite • encéphalopathie métabolique ou dysimmunitaire • tumeur cérébrale...

COMPLICATIONS	EXAMENS	TRAITEMENTS	INFORMATIONS IDE / AS / AMP
Un coma peut entraîner le **décès** de la personne.	Utilisation du **score de Glasgow** pour évaluer l'altération de la conscience Recherche **d'une hypo/ hyperglycémie,** d'un **surdosage en morphinique** ou à des **benzodiazépines** Imagerie cérébrale (scanner ou IRM), ponction lombaire, électro-encéphalogramme…	**En phase aiguë :** • évaluation des fonctions vitales et du niveau de conscience • mise en place des mesures correctives si besoin (support ventilatoire, hémodynamique…) La personne est ensuite dirigée en **réanimation** où l'enjeu sera de déterminer son devenir.	Pour information : **le *locked-in syndrome*** (LIS) peut sembler très proche d'un état d'éveil non répondant (ouverture des yeux, pas de communication verbale, pas de réponse motrice). Cependant dans le LIS, le sujet est pleinement conscient et peut communiquer par le biais du regard.

(Source : INSERM)

Dengue

DÉFINITION	ÉTIOLOGIE	SIGNES CLINIQUES
La dengue est une **infection virale** transmise par la piqûre d'un **moustique** du genre *Aedes*. Le réchauffement climatique et les mouvements de population à travers le monde ont créé les conditions favorables à l'expansion de la maladie, estimée à 50 millions de cas annuels.	La dengue est transmise par un **arbovirus** (un virus présent chez des arthropodes). **Le vecteur** de la maladie est un **moustique** du genre *Aedes*. Le virus possède **4 sérotypes différents.** Une personne peut donc être contaminée 4 fois avant d'être immunisée.	Après une période d'incubation de quelques jours : • forte pyrexie • céphalées • nausées • vomissements • douleurs articulaires • douleurs musculaires • rougeurs • fragilité capillaire. La durée des symptômes est de 2 à 7 jours, auxquels s'ajoute une convalescence d'une quinzaine de jours.

COMPLICATIONS	EXAMENS	TRAITEMENTS
La **forme grave** de la dengue représente environ **1 % des cas** et concerne généralement les enfants de moins de 15 ans. Elle peut entraîner des **atteintes organiques graves, des hémorragies, des détresses respiratoires...**	Outre l'**examen clinique** et l'**anamnèse** (importante car une **maladie tropicale** peut entraîner un **retard de diagnostic**), une **ponction veineuse** permet de mettre en évidence le virus.	Il n'existe pas à ce jour de traitement spécifique ou prophylactique. En raison du **risque hémorragique** de la forme sévère, il faut **éviter de prendre de l'aspirine ou des anti-inflammatoires.** **La piste vaccinale** est actuellement explorée. **La prévention** reste la meilleure défense : • **lutte contre le vecteur** (éliminer les eaux stagnantes où les larves se reproduisent...) • port de **vêtements longs** et **imprégnés** d'anti-moustiques • dormir sous **moustiquaire...**

(Source : INSERM)

Dépression

DÉFINITION	SIGNES CLINIQUES		FACTEURS DE RISQUES
La dépression est une pathologie entraînant **souffrance physique, psychique et tendance suicidaire**. Son diagnostic répond à des **critères précis**. Elle peut toucher tous les âges.	Pour que le diagnostic de dépression puisse être posé, la personne doit présenter au moins **5 des symptômes** suivants, presque tous les jours depuis au moins 2 semaines, dont obligatoirement l'un des deux premiers de la liste :	• humeur dépressive • anhédonie • sentiment de culpabilité et de dévalorisation • idées de mort et de suicide récurrentes • ralentissement psychomoteur • asthénie • perte d'appétit • insomnies • difficultés de concentration	Antécédents de dépression Isolement social **Difficultés professionnelles** Vulnérabilité génétique L'accouchement peut s'accompagner d'une dépression post-partum de rémission le plus souvent rapide.

COMPLICATIONS	TRAITEMENTS	RÔLE IDE
Récidive dans 50 à 80 % des cas Répercussions familiales, sociales et professionnelles **Tentative de suicide** dans 5 à 20 % des cas Morbidité et mortalité cardio-vasculaire accrue	Le traitement par antidépresseurs et/ou **psychothérapies** est efficace dans près de 70 % des cas. Les **antidépresseurs** doivent être pris sur une durée variant de **4 à 9 mois** pour réduire le **risque de rechute**. L'arrêt doit être progressif. L'**électroconvulsivothérapie** (ECT), qui peut être utilisée pour les dépressions sévères et résistantes, donne de bon résultats. À savoir : les antidépresseurs provoquent une **levée de l'inhibition psychomotrice**, avec un risque suicidaire majoré en début de traitement.	Le risque suicidaire étant réel, il faut **éviter un retard de diagnostic** en orientant la personne vers son médecin traitant devant un tableau clinique suggérant une possible dépression.

(Source : INSERM)

Dermatite atopique

DÉFINITION	ÉTIOLOGIE	SIGNES CLINIQUES	FACTEURS DE RISQUES
La dermatite atopique désigne une **inflammation chronique de la peau** évoluant par poussées. 50 % des dermatites atopiques disparaissent avant l'âge de 5 ans. 10 à 15 % persistent jusqu'à l'âge adulte.	Une **prédisposition génétique** va entraîner une **détérioration de la barrière cutanée**. Le système immunitaire va ainsi être mis en présence de multiples allergènes et déclencher l'**eczéma**.	• peau sèche (xérose) • rougeurs • démangeaisons (prurit) • inflammation • suintements	Le **stress** peut participer au déclenchement ou exacerber une dermatite atopique. **Facteurs environnementaux** : savon, certains aliments, pollution de l'air, air trop sec, excès d'hygiène, exposition au tabac… Antécédents familiaux

COMPLICATIONS	EXAMENS	TRAITEMENTS	RÔLE IDE
Infection de la peau par un staphylocoque doré ou le virus de l'herpès (HSV) **Retentissements psychologiques** : • troubles du sommeil • irritabilité • syndrome dépressif.	**Des tests allergologiques** peuvent être utiles pour déterminer les facteurs déclenchants.	**Le traitement de fond** de la dermatite atopique consiste en des soins cutanés quotidiens par application de **crèmes hydratantes** pour préserver la fonction de barrière de la peau. **La corticothérapie** par voie cutanée ou per os est nécessaire lors des poussées pour limiter l'inflammation.	Certaines crèmes hydratantes sont potentiellement plus **allergisantes** que d'autres : il ne faut donc pas hésiter à se renseigner et à en tester plusieurs. L'utilisation des crèmes à base de corticoïdes doit se faire selon un calendrier précis **mis en place et explicité** par l'IDE.

(Source : INSERM)

Diabète sucré

DÉFINITION	ÉTIOLOGIE	SIGNES CLINIQUES	FACTEURS DE RISQUES
Le diabète sucré est un symptôme qui signifie : « présence de sucre dans les urines ». Les formes les plus connues sont le **diabète de type I** (insulino-dépendant, 6 % des cas chez l'adulte) et de **type II** (92 % des cas chez l'adulte).	**Le diabète de type I** est lié à l'**absence** de sécrétion d'insuline, après destruction des cellules bêta du pancréas par un mécanisme **auto-immun.** **Le diabète de type II** se caractérise par une **résistance** à l'insuline, qui peut se conjuguer avec une diminution de la sécrétion d'insuline.	**Type I :** • polydipsie • polyurie • amaigrissement • somnolence • parfois troubles de la conscience : risque de coma acidocétosique **Type II :** • polydipsie • polyurie **Types I et II :** • glycosurie • hyperglycémie à jeun.	**Type I :** facteurs génétiques et environnementaux **Type II :** • environnement socio-économique défavorable • obésité. **Mode de vie occidental** • sédentarité • mode du fast-food.

COMPLICATIONS	EXAMENS	TRAITEMENTS	RÔLE IDE
• coma acido-cétosique • coma hypoglycémique • lésions infectieuses **Atteinte vasculaire** pouvant provoquer : • IDM • AVC • cécité par atteinte de la rétine • atteinte rénale • amputation d'un membre inférieur…	**Glycémie veineuse à jeun/ HbA1c** Le diabète de type I étant d'origine auto-immune, des mesures de la fonction thyroïdienne et la recherche de signes cliniques en faveur d'une maladie cœliaque doivent être réalisées. **Prévention des complications** (fond d'œil...)	**L'objectif du traitement est de prévenir la survenue de complications.** **Type I :** insulinothérapie fine avec pour objectif un HbA1c $< 7\ \%$ chez l'adulte **Type II :** • antidiabétiques oraux • éventuellement insuline	Le diabète de type I survenant plutôt chez de jeunes patients et nécessitant un suivi fin de la glycémie par automesures, l'ETP est primordiale. Elle concerne aussi l'entourage, qui doit connaître les signes d'apparition d'un coma hypoglycémique et la conduite à tenir (glucagon en IM).

(Sources : revue *Soins*, Santé publique France, HAS, INSERM)

DMLA (dégénérescence maculaire liée à l'âge)

DÉFINITION	ÉTIOLOGIE	SIGNES CLINIQUES	FACTEURS DE RISQUES
La DMLA est une **dégénérescence de la partie centrale de la rétine**, appelée macula. La DMLA est la première cause de **handicap visuel chez les plus de 50 ans**.	**Forme atrophique** : disparition progressive des cellules de l'épithélium pigmentaire rétinien et des photorécepteurs situés sur la macula. **Forme humide** : prolifération de nouveaux vaisseaux anormaux sous la rétine, avec soulèvement de la rétine et hémorragies.	La phase précoce, appelée **maculopathie liée à l'âge** (MLA), est le plus souvent asymptomatique. S'ensuivent : • baisse de l'acuité visuelle • difficultés de lecture • lignes droites vues comme gondolées • taches noires dans la vision centrale...	Risques CV : • tabagisme • obésité • HTA • mauvaise hygiène alimentaire. Autres facteurs : • âge : la DMLA concerne plus particulièrement les personne de plus de 50 ans • facteurs génétiques prédisposants.

DMLA (dégénérescence maculaire liée à l'âge)

COMPLICATIONS	EXAMENS	TRAITEMENTS
La **forme atrophique** évolue en 5 à 10 ans vers la **perte de la vision centrale**. La **forme humide** est beaucoup plus rapide : elle peut évoluer en quelques semaines, voire quelques jours. Dans tous les cas, la **vision périphérique** est préservée.	Test de la **grille d'Amsler** : une personne atteinte de DMLA verra des lignes déformées, brisées ou interrompues, parfois des zones floues ou invisibles. **Fond d'œil** réalisé chez l'ophtalmologiste	La forme humide bénéficie d'un traitement qui consiste en l'injection par voie intra-vitréenne (7 fois par an en moyenne) d'un inhibiteur de l'**angiogenèse**, appelé **anti-VEGF**. Ce traitement n'est pas curatif : il stoppe la progression de la maladie. La forme humide peut aussi basculer vers la **forme atrophique** (ou sèche avancée). Il n'existe à ce jour **aucun traitement** contre cette forme de DMLA. Une supplémentation en antioxydants, en minéraux (zinc, sélénium), en lutéine et zéaxanthine peut la ralentir faiblement.

(Source : INSERM)

Drépanocytose

DÉFINITION	ÉTIOLOGIE	SIGNES CLINIQUES	FACTEURS DE RISQUES
La drépanocytose, aussi appelée **anémie falciforme**, est une **maladie héréditaire autosomique récessive**. Elle touche les **érythrocytes**. C'est la maladie génétique la plus représentée en France.	Les érythrocytes perdent leur forme **biconcave** (souple) et prennent celle d'une **faucille** (rigide) dans certaines circonstances : • hypoxie • déshydratation • acidose • hyperthermie.	**Crises vaso-occlusives**, très douloureuses, par blocage de la circulation sanguine **Anémie chronique** liée à une durée de vie limitée des érythrocytes (20 jours au lieu de 120) Risque accru d'infections bactériennes	Avec des parents porteurs sains, la probabilité qu'un enfant naisse avec la drépanocytose est d'une sur quatre. Avec un parent drépanocytaire et un porteur sain, le risque est d'un sur deux.

COMPLICATIONS	EXAMENS	TRAITEMENTS	INFORMATIONS IDE/AS/AMP
Séquestration splénique aiguë par suractivité de la rate dans le recyclage des érythrocytes (urgence absolue) **Érythroblastopénie** due au parvovirus B19 **Risque de pneumonie ou de méningite** **Risque d'AVC**	**Dépistage néonatal systématique** avec des nouveau-nés issus de populations à risques Le diagnostic peut être établi par frottis sanguin ou par électrophorèse **Bilan paraclinique annuel** (bilan biologique)	**Vaccinations** notamment antipneumococcique et antiméningococcique **Supplémentation en acide folique** **Antibioprophylaxie antipneumococcique** jusqu'à l'âge de 5 ans minimum Transfusion sanguine si besoin	Maladie héréditaire aux complications potentiellement mortelles, la drépanocytose reste l'une des maladies génétiques les plus fréquentes. Cela s'explique par le fait qu'elle protège son porteur hétérozygote ou homozygote du **paludisme**, favorisant ainsi son maintien dans la population.

(Source : INSERM)

Ébola

DÉFINITION	ÉTIOLOGIE	SIGNES CLINIQUES	FACTEURS DE RISQUES
Portant le nom d'une rivière de la République Démocratique du Congo, Ébola est une **fièvre hémorragique** très **contagieuse** et potentiellement **mortelle.**	La période d'**incubation** dure entre **2 et 21 jours.** Durant ce laps de temps, ce **virus** de classe 4 (qui regroupe les micro-organismes les plus mortels au monde) s'attaque aux cellules du système immunitaire, les neutralise, puis les utilise pour se répandre dans l'organisme.	• pyrexie • céphalées • arthralgies • myalgies • maux de gorge • diarrhées sanglantes • vomissements • hémorragies interne et externes **L'évolution de la maladie est mortelle dans 40 à 80 % des cas.**	**La propagation** du virus dans les **zones endémiques** (Afrique) s'explique par : • des **problèmes sanitaires** locaux (pays très pauvres) • des **facteurs socio-culturels** (rites funéraires, méfiance de la population vis-à-vis des ONG, repas à base de **viande de brousse).**

RISQUES (suite)	EXAMENS	TRAITEMENTS	INFORMATIONS IDE/AS/AMP
Certains animaux (chauves-souris, singes…) sont soupçonnés de transmettre la maladie. Les moyens de **transport modernes** rendent le contrôle d'une épidémie plus difficile.	Il existe des outils à visée diagnostique utilisables sur le terrain. Utilisant la méthode du PCR, ils permettent de diagnostiquer la maladie à partir de quelques gouttes de sang en une quinzaine de minutes.	**Il n'y a pas de traitement spécifique contre Ébola à ce jour.** Des vaccins et des antiviraux sont actuellement en phase de test. **Traitement symptomatique :** • réhydratation (perfusion par ex.) • antalgiques…	La transmission du virus se fait par contact entre une peau lésée ou des muqueuses avec du sang, des sécrétions corporelles, des surfaces ou des matériaux contaminés. Face au virus Ébola, les soignants portent des vêtements de protection dont le retrait est le plus à risque de contamination.

(Source : INSERM)

Encéphalopathie hépatique

DÉFINITION	ÉTIOLOGIE	SIGNES CLINIQUES	FACTEURS DÉCLENCHANTS
Troubles de la conscience de sévérité variable classés en 4 grades : • grade 1 : insomnie, confusion • grade 2 : abattement, comportement anormal • grade 3 : somnolence, désorientation • grade 4 : coma.	**Insuffisance hépatique** **Hypertension portale** Une relation existe entre l'encéphalopathie hépatique et l'augmentation de l'ammonium sérique, normalement transformé en urée par le foie.	Troubles de l'état de conscience Troubles de la personnalité Anomalies neurologiques • astérixis • signes extrapyramidaux Anomalies électroencéphalographiques	• infection bactérienne, notamment du liquide d'ascite • hémorragie digestive • perturbations électrolytiques (diurétiques) • iatrogénie médicamenteuse • insuffisance rénale • hépatopathie aiguë • thrombose portale, parfois liée à un CHC

COMPLICATIONS	EXAMENS	TRAITEMENTS	INFORMATIONS IDE/AS/AMP
En cas d'insuffisance hépatique sévère, la transplantation doit être discutée. En cas de shunts porto-cave volumineux, un traitement spécialisé en radiologie interventionnelle peut-être envisagé.	**Électro-encéphalographie** Recherche des facteurs déclenchants : • ponction d'ascite • hémocultures • fibroscopie œso-gastro-duodénale • ionogramme sanguin • bilan hépatique • échographie abdominale…	**Traitement du facteur déclenchant** en première intention **Traitement symptomatique** en favorisant l'excrétion de l'ammoniaque dans le tube digestif (lactulose...)	La survenue de troubles de la conscience peut avoir d'autres causes : • causes neurologiques (AVC, épilepsie, etc.) • causes métaboliques (hypoxie, hypercapnie, hyponatrémie…) • causes toxiques (alcoolisation, carence en vitamine B1, psychotropes, morphiniques...).

(Source : HAS)

Encéphalopathies subaiguës spongiformes transmissibles (ESST)

DÉFINITION	ÉTIOLOGIE	SIGNES CLINIQUES	FACTEURS DE RISQUES
Les ESST provoquent une **dégénérescence du système nerveux central** et regroupent : • la **maladie de Creutzfeldt-Jakob** (MCJ) • l'**insomnie fatale familiale** (IFF) • le **syndrome de Gertsmann-Straüssler-Scheinker** (GSS).	L'**IFF** et le **GSS** sont d'origine exclusivement génétique. La **MCJ** peut-être d'origine génétique, infectieuse ou sporadique (cette forme représente 85 % des ESST).	Démence associée à des signes neurologiques : • ataxie • troubles visuels • crises d'épilepsie • myoclonies.	Antécédents familiaux pour les formes d'origine génétique Il existe un **risque lié à l'alimentation**, mis en évidence en **1996** avec la **crise de la vache folle**. De nombreuses mesures de prévention ont été mises en place depuis.

COMPLICATIONS	EXAMENS	TRAITEMENTS	INFORMATIONS IDE/AS/AMP
L'infection par la MCJ peut engendrer une **incubation** d'une durée supérieure à **50 ans**... Après l'apparition des symptômes, ces maladies **évoluent progressivement et rapidement** vers le **décès** de la personne.	Outre l'examen clinique et l'anamnèse, quelques examens complémentaires peuvent aider au diagnostic : l'EEG, l'IRM, la ponction lombaire. **Cependant, seul l'examen *post mortem* du cerveau permet de confirmer le diagnostic.**	**Il n'existe à ce jour aucun traitement spécifique contre ces maladies.** Toutefois, des recherches visant à l'élaboration de traitements anti-prions et de tests de diagnostic sont en cours.	Les ESST sont liées à la **mutation** d'une protéine présente dans l'organisme : le **prion.** Bien que **dénuée d'acide nucléique**, une protéine prion anormale peut **provoquer la mutation** d'une protéine prion normale par **contact.**

(Source : INSERM)

Endométriose

DÉFINITION	ÉTIOLOGIE	(suite)	SIGNES CLINIQUES
L'endométriose est une **maladie gynécologique** qui concerne 1 femme sur 10.	Du tissu utérin **(tissu endométrial)** progresse en dehors de l'utérus. Cette localisation **ectopique** peut concerner les ovaires, la vessie, le vagin, le rectum, les ligaments utéro-sacrés, ou, dans de rares cas, des organes éloignés de l'utérus comme les poumons ou le cerveau.	Ce tissu ectopique va **réagir** au cours du **cycle hormonal** comme le tissu utérin. Il va donc **saigner,** ce qui peut provoquer **fatigue chronique, douleur et inflammation.**	La maladie peut être **asymptomatique.** Mais elle peut également provoquer de **fortes douleurs pelviennes**, notamment au moment des règles. Ces douleurs peuvent survenir lors des rapports sexuels, de la défécation ou de la miction.

FACTEURS DE RISQUES	COMPLICATIONS	EXAMENS	TRAITEMENTS
Des **menstruations rétrogrades** sont susceptibles de transporter des cellules endométriales hors de l'utérus. Des facteurs génétiques et environnementaux (perturbateurs endocriniens...) sont suspectés.	L'endométriose peut provoquer une **infertilité**. Il existe un lien entre **endométriose et cancer** (cancer des ovaires mais aussi mélanomes…).	**Examen clinique** **Échographie** **IRM** Le **diagnostic définitif** s'appuie sur une **laparoscopie** par chirurgie mini-invasive.	Le traitement symptomatique consiste en un traitement hormonal provoquant une aménorrhée. **Le traitement de référence est la chirurgie,** qui a pour but le retrait du tissu endométrial ectopique.

(Source : INSERM)

Épilepsie

DÉFINITION	ÉTIOLOGIE	SIGNES CLINIQUES	FACTEURS DE RISQUES
Affection neurologique chronique définie par la répétition spontanée de crises épileptiques **idiopathiques** (origine génétique possible) ou **symptomatiques** (origine traumatique). En France, 0,6 à 0,7 % de la population est concernée.	**Hyperactivité paroxystique et simultanée d'un grand nombre de neurones**	**Crises partielles** (conséquence d'une lésion cérébrale) • stéréotypées • ± perte de conscience • ± convulsions **Si crise généralisée tonico-clonique** (origine non lésionnelle) : • perte de conscience • morsure de la langue possible • perte d'urine	• prédispositions génétiques • certaines infections • alcool • fatigue • manque de sommeil • certaines sources lumineuses, en cas de photosensibilité • traumatisme crânien • tumeur...

COMPLICATIONS	EXAMENS	TRAITEMENTS	RÔLE IDE
Risque de **décès direct** (morsure de la langue, puis détresse ventilatoire possible en l'absence de PLS dans le cas d'une crise généralisée tonico-clonique...) et **indirecte** (accident de la route, accident sportif par noyade, chute, etc.). **Comorbidité :** dépression	**Électroencéphalogramme** (EEG) pour visualiser l'activité électrique du cerveau Scanner et/ou IRM cérébral pour déceler une éventuelle lésion Diagnostic différentiel : • hypoglycémie • malaise vagal • AIT • crise psychogène	**Médicaments antiépileptiques** symptomatiques à maintenir **durant la maladie épileptique** (et non toute la vie) Deux catégories : • épilepsies partielles • épilepsies généralisées Traitement chirurgical pour les épilepsies partielles sévères pharmacorésistantes	S'assurer de la bonne **compréhension du traitement** et de la nécessité d'une **observance rigoureuse** S'informer de la survenue d'effets indésirables **Informer** les proches pour éviter une désinsertion sociale

(Sources : revue *Soins*, INSERM)

Fibromyalgie

DÉFINITION	ÉTIOLOGIE	SYMPTÔMES
Maladie chronique rhumatismale Touche de 2 à 5 % de la population occidentale, majoritairement des femmes (80 % des cas). Le diagnostic est généralement posé entre 30 à 50 ans.	Mise en place d'une : • **hyperalgésie** (abaissement du seuil de perception de la douleur) • **allodynie** (douleur provoquée par une stimulation non douloureuse). **Anomalies neuro-endocriniennes** avec une réponse au stress inadaptée	La **douleur** est le **symptôme dominant** (à distinguer du syndrome de fatigue chronique où la fatigue est le symptôme dominant), accompagnée de : • raideur matinale • fatigue anormale à l'effort • station debout pénible • fourmillements • courbatures • colon et/ou vessie irritable • intolérance au froid ou à la chaleur • irritabilité générale (aux bruits, à la lumière...) • troubles du sommeil

EXAMENS	TRAITEMENTS	INFORMATIONS IDE/AS/AMP
Le diagnostic est essentiellement clinique, une fois écartées les autres possibilités : • autres rhumatismes • myopathie.	Le traitement de la douleur est réalisé avec un **antalgique de palier I ou II.** Deux classes médicamenteuses, utilisées pour traiter les **douleurs neuropathiques,** sont susceptibles d'être utilisées : • les **antidépresseurs** qui ont une activité antalgique indépendante de leurs activités psycho-régulatrices, comme la duloxétine • certains **anti-épileptiques** comme la prégabaline. Kinésithérapie, bains chauds, thérapie cognitive, relaxation	La difficulté à poser un diagnostic, liée à l'abondance de symptômes (par nature subjectifs) et non de signes (qui sont objectifs), conduit parfois à une **errance thérapeutique** qui retarde la mise en place d'un traitement adapté et induit le risque d'une altération durable de la qualité de vie.

(Source : revue *Soins*)

Fièvre à virus du Nil occidental

DÉFINITION	ÉTIOLOGIE	SIGNES CLINIQUES	FACTEURS DE RISQUES
La fièvre à virus du Nil occidental (isolée en 1937 en Ouganda) est provoquée par un virus de la famille des flavivirus (comme le virus de la dengue ou de l'hépatite C). Présent en Afrique et sur le pourtour méditerranéen, le virus est aujourd'hui signalé aux États-Unis, au Canada, en France…	Cette pathologie est transmise par un **arbovirus**. Le **vecteur** est un moustique du genre *Culex*, mais aussi *Aedes*… **Les réservoirs** du virus sont : • les oiseaux • les mammifères.	L'**incubation** dure entre 2 et 15 jours. La fièvre à virus du Nil occidental est **en général asymptomatique** chez l'Homme.	Des cas de transmission **transplacentaire** et par l'**allaitement** maternel ont été décrits. Le risque de transmission du virus lors d'une **transfusion** existe **(réduit au maximum par l'entretien médical).** Idem lors d'un **don d'organe.**

COMPLICATIONS	(suite)	ÉVOLUTION	TRAITEMENTS
Dans 20 % des cas, les personnes présentent : • pyrexie importante • céphalées • myalgies • gonflement des ganglions du cou • toux • détresse respiratoire • nausées • diarrhées • douleurs abdominales • éruption cutanée	**Dans 1 % des cas,** des complications de nature **neurologique** apparaissent : • myélite • méningite • encéphalite Plus rarement : • hépatite • pancréatite • néphrite • myocardite.	La **convalescence** est **longue** et marquée par une **grande fatigue.** Les **personnes fragiles** sont les plus susceptibles de présenter des complications : • enfants • personnes âgées • personnes immunodéprimées.	**Traitement symptomatique** après détection du virus dans **le sang ou le liquide céphalo-rachidien (LCR)** **La prévention** repose sur la lutte contre le vecteur : • répulsifs cutanés • vêtements longs • imprégnation des tissus • moustiquaire…

(Source : INSERM)

Glaucome

DÉFINITION	ÉTIOLOGIE	SIGNES CLINIQUES	FACTEURS DE RISQUES
Le glaucome est une **maladie ophtalmologique**. C'est la seconde cause de cécité dans les pays développés. On distingue le glaucome à **angle ouvert** et le glaucome à **angle fermé**.	Destruction progressive du **nerf optique** par **hypertonie oculaire** L'hypertonie oculaire est provoquée par une mauvaise circulation de l'**humeur aqueuse** qui nourrit le cristallin et la cornée. Cela peut être lié au filtre, le trabéculum, ou à l'accès à celui-ci.	Généralement **asymptomatique** jusqu'à un stade avancé lors duquel les dégâts déjà provoqués sur le nerf optique sont irréparables. C'est d'abord la périphérie du champ visuel qui est atteinte. L'atteinte visuelle s'étend ensuite progressivement jusqu'au centre.	• âge : la fréquence du glaucome augmente après 40 ans, elle touche alors 1 à 2 % de la population • très forte myopie • diabète • HTA • apnée du sommeil • corticothérapie de longue durée 30 % des glaucomes ont un caractère héréditaire.

COMPLICATIONS	EXAMENS	TRAITEMENTS	INFORMATIONS IDE/AS/AMP
Le glaucome à angle fermé, qui se manifeste parfois par des crises nocturnes douloureuses, évolue beaucoup plus rapidement que le glaucome à angle ouvert. Une fois le **nerf optique endommagé**, le déficit visuel est **irréversible.**	**Examen ophtalmologique** avec : • **mesure de la pression intra-oculaire** qui doit être inférieure à 20 mmHg • **analyse de la papille optique** au cours d'un fond d'œil.	• traitement au long cours administré **précocement,** destiné à réduire la pression intra-oculaire (prostaglandines ou bêtabloquant généralement sous forme de **collyre**) • **± laser et/ou chirurgie** (pour aider la circulation de l'humeur aqueuse à travers le **trabéculum**)	**Le glaucome évoluant à bas bruit**, le dépistage par un **examen ophtalmologique de routine** est indispensable. **Le glaucome à angle ouvert** est lié à une mauvaise perméabilité du trabéculum. Dans le **glaucome à angle fermé**, c'est l'anatomie de l'œil qui est altérée.

(Source : INSERM)

Grippe saisonnière

DÉFINITION	ÉTIOLOGIE	SIGNES CLINIQUES	PERSONNES À RISQUE
La grippe saisonnière est une **maladie infectieuse virale**, qui sévit plutôt de décembre à avril. Elle touche en moyenne 2,5 millions de personnes chaque année en France.	La grippe saisonnière est provoquée par le **virus *Influenzae***. Elle se transmet par **voie aérienne** (postillons...) et **par contact** avec des objets contaminés. Le virus mute régulièrement, ce qui explique l'obligation de proposer un nouveau vaccin chaque année.	L'incubation dure de 1 à 5 jours. Puis : • fièvre généralement supérieure à 38 °C • courbatures • céphalées • asthénie • signes respiratoires (toux, etc.).	• enfants • femmes enceintes (la grippe peut être abortive) • personnes immunodéprimées • personnes fragilisées par une maladie chronique • personnes âgées

COMPLICATIONS	TRAITEMENTS	RÔLE IDE
La grippe saisonnière est responsable de **4 000 à 6 000 décès par an**, soit par le virus, soit par des complications infectieuses (pneumonie, décompensation d'une mucoviscidose ou d'un asthme...). **Dans 90 %** des cas, il s'agit de personnes de **65 ans et plus.**	**Traitement préventif, par la vaccination**, à effectuer chaque année Paracétamol pour la fièvre et les céphalées Il existe des antiviraux spécifiques de la grippe dont l'utilisation en traitement préventif ou curatif chez des personnes à risques peut être discutée.	**L'IDE doit participer à la prévention de l'infection grippale :** • **en se faisant vacciner dans la mesure où il travaille au contact de personnes à risque de grippe sévère** • **en expliquant les règles d'hygiène qui font barrière à la transmission du virus** (se laver les mains à l'eau et au savon ou avec une solution hydroalcoolique notamment après s'être mouché, utiliser des mouchoirs à usage unique, se couvrir la bouche lorsque l'on tousse, éviter de serrer des mains et les lieux très fréquentés en période épidémique comme les transports en commun ou les cinémas...).

(Source : Santé publique France)

Hémochromatose héréditaire

DÉFINITION	ÉTIOLOGIE	SIGNES CLINIQUES
L'hémochromatose héréditaire est la **maladie génétique** la plus fréquente en Occident. Elle provoque une **surcharge polyviscérale en fer**. Les hommes sont 3 fois plus touchés que les femmes.	**Maladie autosomique récessive** La synthèse d'une hormone hépatique, l'hepcidine, ne se fait plus correctement. Cela entraîne une **hyperabsorption du fer** dont les retentissements sur l'organisme sont visibles vers l'âge de 30 ans.	• fatigue permanente et inexpliquée • troubles sexuels • douleurs articulaires, notamment des 2e et 3e doigts (poignée de main douloureuse), des chevilles, des genoux, des hanches ou des épaules • troubles du rythme cardiaque • essoufflement durant un effort minime

COMPLICATIONS	EXAMENS	TRAITEMENTS	RÔLE IDE
La fatigue et les troubles sexuels (impuissance par ex.) s'amplifient. Les lésions rhumatismales affectent la qualité de vie. Et aussi : • hépatomégalie, voire fibrose, cirrhose et CHC • diabète sucré • cardiomyopathies • mélanodermie	**Dosage du taux de saturation de la transferrine** **Dosage de la ferritinémie** La recherche des mutations sur le **gène HFE1** est possible. L'IRM permet de détecter la surcharge en fer du foie.	**Le traitement symptomatique de référence est la saignée** (phlébotomie). Ce traitement, qui consiste en un prélèvement sanguin très semblable à un don de sang, oblige l'organisme à **puiser dans l'excès de fer** tissulaire pour produire de nouveaux érythrocytes.	Devant cette maladie aussi fréquente que méconnue, au **retard de diagnostic fréquent**, il est possible d'orienter les proches d'un hémochromatique vers un centre de génétique médicale pour un **dépistage familial**, proposé dès l'âge de 18 ans.

(Source : revue *Soins*, INSERM)

Hémophilie

DÉFINITION	ÉTIOLOGIE	SIGNES CLINIQUES	FACTEURS DE RISQUES
L'hémophilie est une maladie héréditaire qui entraîne l'**incapacité du sang à coaguler** ou très difficilement. On distingue l'**hémophilie A** (1 garçon sur 5 000 concerné) et l'**hémophilie B** (1 garçon sur 25 000 concerné).	Les gènes concernés par la maladie se situant sur le **chromosome sexuel X**, les femmes sont très rarement atteintes. L'hémophilie **A** est liée à un déficit en **facteurs de coagulation VIII.** L'hémophilie **B** est liée à un déficit en **facteurs de coagulation IX.**	Variables en fonction de la nature des mutations au niveau des gènes concernés • ecchymoses • **hémorragies** externes ou internes (**articulations**, cerveau, abdomen…)	Antécédents familiaux d'hémophilie

COMPLICATIONS	TRAITEMENTS	INFORMATION IDE/AS/AMP
Les saignements au niveau d'une articulation peuvent entraîner une **arthropathie hémophilique** (dégradation du cartilage), associée à une invalidité précoce. C'est heureusement plus rare aujourd'hui grâce au **traitement prophylactique.**	**Injections intraveineuses** de **facteurs de coagulation** : • soit prophylactique en fonction de la sévérité de l'hémophilie (2 à 3 par semaine) • soit symptomatique. L'organisme du patient peut produire des **anticorps** contre les facteurs de coagulation injectés (5 à 30 % des hémophiles). La desmopressine peut être utilisée dans l'hémophilie A pour accroître le taux de facteurs VIII. L'acide tranexamique peut être utilisé pour maîtriser les saignements de l'épiderme ou bucco-dentaires.	Malgré le risque d'arthropathie hémophilique, il est conseillé de ne pas surprotéger l'enfant et de lui permettre de pratiquer une activité physique adaptée. Il est possible d'utiliser des protections type roller pour diminuer le risque d'hémorragie.

(Sources : INSERM, HAS et FMH)

Hémorragie digestive haute cirrhotique

DÉFINITION	ÉTIOLOGIE	SIGNES CLINIQUES	FACTEURS DÉCLENCHANTS
L'hémorragie digestive haute est une des **complications de la cirrhose.** C'est une **urgence thérapeutique et diagnostique**.	L'**hypertension portale** liée à l'accumulation de sang d'origine splénique et digestive dans la veine porte va provoquer la **rupture de varices** qui se sont formées dans l'œsophage et/ou dans l'estomac.	**Hématémèse** **Méléna**	Décompensation d'une cirrhose par une mauvaise observance : • médicamenteuse • du régime hyposodé • et/ou arrêt de la prise d'alcool.

Les pathologies en un coup d'œil pour les infirmiers

EXAMENS / TRAITEMENTS

Correction des perturbations hémodynamiques en évitant un excès de remplissage vasculaire qui favoriserait la reprise de l'hémorragie.

Mise en place d'un traitement vaso-actif précoce pour diminuer l'hypertension portale.

Une fibroscopie œso-gastro-duodénale (FOGD) à visée diagnostique et thérapeutique avec :

- ligature des varices œsophagiennes (VO) et des varices œsogastriques (VOG) de type 1
- injection de colle biologique sur les VOG de type 2 et les varices fundiques
- traitement d'un éventuel ulcère gastro-duodénal (UGD) décelé.

Une antibioprophylaxie est débutée pour éviter toute infection de liquide d'ascite associé.

La prévention des récidives s'appuie sur la fibroscopie et un traitement par bêtabloquant non cardio-sélectif.

(Source : HAS)

Hépatite virale

DÉFINITION	ÉTIOLOGIE	SIGNES CLINIQUES	FACTEURS D'EXPOSITIONS
Une **hépatite virale** est une **inflammation aiguë ou chronique du foie** suite à une contamination par le virus de l'hépatite A (VHA), B (VHB), C (VHC), D (VHD), E (VHE), G (VHG). Les hépatites A et E guérissent généralement spontanément.	**Hépatites A et E :** transmission orofécale, via des aliments souillés ou de l'eau contaminée. **Hépatite B :** le virus est présent dans la salive, les sécrétions génitales et le sang. **Hépatite D :** co-infection avec le VHB **Hépatite C :** transmission par voie sanguine, rarement par voies sexuelles	**Signes variables** et **peu spécifiques** : asthénie, anorexie, douleurs articulaires, ictère **Si insuffisance hépatocellulaire :** ascite, hypertension portale qui entraîne l'apparition de varices œsophagiennes… L'infection par VHG est peu symptomatique.	**VHB :** • transmission de la mère au nouveau-né • rapports sexuels non protégés • toxicomanie • tatouage ou piercing avec du matériel **à usage non unique** … **VHC :** toxicomanie essentiellement

COMPLICATIONS	EXAMENS	TRAITEMENTS
Une hépatite chronique va entraîner une fibrose du foie : ce dernier voit ses cellules céder la place à du tissu cicatriciel engendrant une insuffisance hépatocellulaire. L'évolution se poursuit vers la cirrhose, qui prédispose au carcinome hépatocellulaire (CHC).	• recherche d'anticorps anti-VHB/VHC et/ou de la présence du virus • bilan biologique pour déterminer une éventuelle souffrance hépatique • échographie hépatique • test élastométrique hépatique (non invasif) éventuellement complété par une PBH	En premier lieu, la prévention d'une infection par VHA et VHB grâce à la **vaccination** est recommandée. **En cas d'infection par VHB :** • traitement non curatif • interféron alpha (attention aux effets indésirables : neutropénie et thrombopénie qui justifient une surveillance de l'hémogramme, troubles digestifs, anorexie, alopécie, irritabilité voire syndrome dépressif...) • analogues nucléosidiques **En cas d'infection par VHC :** le traitement a énormément évolué ces dernières années et permet une guérison dans 90 à 95 % des cas.

(Sources : revue *Soins* et INSERM)

Huntington (maladie de)

DÉFINITION	ÉTIOLOGIE	SIGNES CLINIQUES
La maladie de Huntington est une affection **dégénérative du système nerveux central**. La maladie se déclare habituellement entre **30 et 50 ans**. Cette pathologie concerne 18 000 personnes en France.	C'est une maladie **héréditaire autosomique dominante** rare et incurable. La personne **porteuse du gène muté** développera automatiquement la maladie : on parle de **pénétrance complète**.	**Troubles moteurs** • chorée • dystonie • spasticité • bradykinésie **Troubles cognitifs** • affectant la mémoire de travail • troubles de l'attention • difficultés de planification • bradypsychie **Troubles psychiatriques** • dépression • états psychotiques

COMPLICATIONS	EXAMENS	TRAITEMENTS	INFORMATIONS IDE/AS/AMP
• difficultés à la mastication • troubles de la déglutition • détérioration des articulations • troubles du langage • hallucinations • agressivité • démence	**Examen clinique et anamnèse** **Test génétique** sur le gène de la huntingtine pour confirmer le diagnostic **Échelle UHDRS** (*Unified Huntington disease rating scale*) pour évaluer les signes de la maladie	La maladie de Huntington est **incurable** aujourd'hui mais de nombreuses études prometteuses sont en cours. Le traitement est donc symptomatique et les **soins pluridisciplinaires**. Cela permet de stabiliser la maladie pendant plusieurs années.	Il est possible de réaliser un **diagnostic génétique préclinique** parfois demandé par les sujets à risques. Il nécessite un **accompagnement** pluridisciplinaire. De même, un diagnostic **prénatal** ou **préimplantatoire** (en vue d'une FIV) est possible.

(Source : INSERM)

IC (insuffisance cardiaque)

DÉFINITION	ÉTIOLOGIE	SIGNES CLINIQUES	FACTEURS DE RISQUES
État pathologique dans lequel le cœur est dans l'**incapacité d'assurer les besoins hémodynamiques** de l'organisme.	Insuffisance ventriculaire droite ou gauche due aux : • séquelles d'intoxication éthylique chronique • séquelles de diabète • séquelles d'IDM • malformations cardiaques Rétrécissement mitral ou tricuspide (voire fuite par une endocardite) Péricardite constrictive	**IC gauche** (congestion veineuse pulmonaire) : • tachycardie avec troisième bruit de « galop » • râles pulmonaires crépitants **IC droite :** • douleurs hépatiques • OMI • turgescence jugulaire • asthénie	FDR CV : • HTA • diabète • hyper-cholestérolémie • tabac • obésité • alcoolisme • sédentarité Malformation cardiaque Cardiopathies

COMPLICATIONS	EXAMENS	TRAITEMENTS	RÔLE IDE
Œdème des membres inférieurs (OMI) Œdème aigu du poumon (OAP) Insuffisance rénale aiguë (IRA) Décès par troubles du rythme	Dosage des peptides natriurétiques de type B : **BNP** Dosage des parties N terminales des pro-peptides natriurétiques de type B : **NtproBNP** **Échocardiographie** pour différencier l'IC avec dysfonction systolique de l'IC avec dysfonction diastolique	**Traitement symptomatique :** • bêtabloquants • IEC, ARA II, anti-aldostérone **Traitement étiologique** si possible (remplacement d'une valve cardiaque...) Régime hyposodé Transplantation cardiaque en dernière intention	**ETP** concernant les traitements (information sur les interactions médicamenteuses AINS/IEC) **Encourager l'observance** du régime hyposodé (information concernant le danger représenté par les corticoïdes, l'apport sodé des comprimés effervescents)

(Source : revue *Soins*)

IDM (infarctus du myocarde)

DÉFINITION	ÉTIOLOGIE	SIGNES CLINIQUES	FACTEURS DE RISQUES
L'infarctus du myocarde est une **nécrose du muscle cardiaque** secondaire à l'**obstruction d'une artère coronaire**. L'IDM est responsable d'environ 18 000 décès par an en France. C'est une **urgence absolue**.	L'IDM est lié à l'obstruction d'une artère coronaire par un **thrombus**. La formation du thrombus est favorisée par les **plaques d'athérome** qui se forment sur la paroi artérielle.	**Douleur rétrosternale, constrictive**, irradiant à la mâchoire ou aux membres supérieurs Symptômes associés non spécifiques : • sueurs • nausées • vertiges.	FDR CV : • HTA • diabète • hypercholestérolémie • tabac • obésité • alcoolisme • sédentarité Stress chronique Facteurs héréditaires

IDM (infarctus du myocarde)

COMPLICATIONS	EXAMENS	TRAITEMENTS
Risque de mort subite par troubles du rythme ventriculaire graves **Nécrose myocardique** importante entraînant une insuffisance cardiaque et/ou des troubles du rythme sévères	Électrocardiogramme comme élément diagnostique fondamental Biologie : élévation des **troponines** en cas d'IDM L'administration de dérivés nitrés à titre diagnostique est souvent réalisée.	**Reperfusion** en salle de cathétérisme par intervention coronaire percutanée (ICP) avec angioplastie et pose de stent(s) (**pour pérenniser la revascularisation**) et/ou reperfusion par thrombolyse Association BASIC : **B**êtabloquants, **A**ntiagrégants plaquettaires, **S**tatines, **I**EC, **C**ontrôle des facteurs de risque Antalgiques **(la douleur peut en plus entraîner une vasoconstriction)** Rééducation cardiaque et ETP Transplantation en dernière intention

(Sources : revue *Soins* et INSERM)

IRC (insuffisance rénale chronique)

DÉFINITION	ÉTIOLOGIE	SIGNES CLINIQUES	FACTEURS DE RISQUES
L'IRC est une **diminution permanente** du **débit de filtration glomérulaire** (DFG) et des fonctions endocrines du rein. Il existe 5 stades de la maladie, le dernier étant l'IRC terminale.	• hypertension artérielle • diabète • glomérulonéphrites • polykystose rénale • pyélonéphrites chroniques Mais aussi la maladie de Berger, le lupus érythémateux disséminé...	**Peu spécifiques et tardifs** car les reins se transforment pour compenser la baisse du DFG	• FDR CV • antécédents familiaux de néphropathie • médicaments néphrotoxiques (AINS, sels de platine, produits de contraste iodés...)

IRC (insuffisance rénale chronique)

COMPLICATIONS	EXAMENS	TRAITEMENTS	RÔLE IDE
• HTA • acidose métabolique • hyperkaliémie • ostéomalacie • ostéite fibreuse • calcifications vasculaires • anémie (par défaut d'érythropoïétine) • cardiopathies • **IRC terminale** (DFG < 15 ml/min/1,73 m^2)	• bandelette urinaire • électrophorèse des protéines sériques • protéinurie des 24 h • cytologie urinaire • échographie • abdomen sans préparation (ASP)	Traitement symptomatique dans un premier temps **Le traitement de l'IRCT** (insuffisance rénale chronique terminale) **est la transplantation rénale,** dépendant du nombre de greffons disponibles. **La dialyse,** en attendant une éventuelle greffe, à raison de 3 à 4 séances de 4 h chacune dans un centre dédié.	La progression de la maladie étant silencieuse, la personne **bascule brutalement** dans la maladie chronique, synonyme de changement d'hygiène de vie, de traitement au long court, et de projets de vie. L'accompagnement est indispensable pour faciliter cette transition.

(Source : revue *Soins*)

Listériose

DÉFINITION	ÉTIOLOGIE	SIGNES CLINIQUES	FACTEURS DE RISQUES
Décrite pour la première fois en 1926, **la listériose** est une maladie à **déclaration obligatoire**. Chaque année, près de 400 personnes sont affectées en France.	La listériose est liée à l'ingestion d'**aliments contaminés** par la **bactérie** ***Listeria monocytogenes.***	L'ingestion d'aliments contaminés par la bactérie par une **personne en bonne santé** est généralement **asymptomatique** et **non invasive.** Des aliments **massivement contaminés** peuvent néanmoins provoquer une **gastro-entérite fébrile.**	**La bactérie n'altère ni l'aspect, ni l'odeur, ni le goût des aliments.** La prévention est essentielle et passe par : • un **réfrigérateur** à **4 °C** maximum et régulièrement nettoyé • au respect des **DLC** • à la séparation des aliments crus et cuits, etc.

COMPLICATIONS	TRAITEMENTS	INFORMATIONS IDE/AS/AMP
Chez **une personne immunodéprimée** (cancer, maladie hépatique, sida, traitement immunosuppresseur...), l'**infection** peut devenir **invasive** et provoquer une **septicémie** ou une **atteinte cérébrale** (méningite par ex.) pouvant laisser des **séquelles neurologiques.** La **mortalité** peut alors atteindre les **30 %.** Chez **la femme enceinte**, l'infection peut provoquer un **symptôme pseudo-grippal** sans gravité. Mais la bactérie peut **franchir le placenta** et provoquer un **avortement spontané**, une **mort intra-utérine** ou une **naissance prématurée.**	Une fois le diagnostic confirmé par la présence de la bactérie dans **le sang, le liquide céphalo-rachidien, le placenta**, le liquide d'ascite... le traitement repose sur une **antibiothérapie** à forte dose. **L'hospitalisation est souvent nécessaire.**	Aucun test biologique ou traitement ne s'impose devant une personne ayant mangé des aliments contaminés mais ne présentant aucun symptôme ou signe de listériose. Une consultation s'impose si une fièvre ou des céphalées apparaissent dans les deux mois.

(Source : INSERM)

MICI (maladie inflammatoire chronique de l'intestin)

DÉFINITION	ÉTIOLOGIE	SIGNES CLINIQUES
Les maladies chroniques de l'intestin regroupent la **maladie de Crohn** et la **rectocolite hémorragique.** Elles se caractérisent par une **inflammation d'une partie de la paroi du tube digestif.**	**Réponse immunitaire inadaptée** vis-à-vis de la flore intestinale Interaction de : • facteurs génétiques • facteurs environnementaux (pollution, tabac pour la maladie de Crohn) Souvent diagnostiquée entre 15 et 25 ans	**Poussées inflammatoires successives** de 2 à 3 semaines entrecoupées de rémissions de quelques semaines à plusieurs années. Parfois, il n'y a pas de rémission. **Maladie de Crohn : tout le tube digestif** peut être concerné. **Rectocolite hémorragique :** lésions limitées **au rectum et tout ou partie du colon** (signes possibles : ténesme, épreintes) **Symptômes digestifs :** douleurs abdominales, diarrhées Signes généraux : fièvre, fatigue, anorexie, amaigrissement...

MICI (maladie inflammatoire chronique de l'intestin)

COMPLICATIONS	EXAMENS	TRAITEMENTS
Maladie de Crohn : • occlusion • abcès puis fistule • péritonite • appendicite • hémorragie • cancer colo-rectal **Rectocolite hémorragique** : • colite aiguë grave (plus de 6 évacuations sanglantes par jour) • cancer du côlon	• **iléocoloscopie** avec biopsies en zones malades et saines • endoscopie œso-gastro-duodénale pour la maladie de Crohn **Bilan biologique** : • numération formule sanguine • protéine C réactive (CRP, marqueur de l'inflammation) • ferritinémie...	• les **5-aminosalycilés** (5-ASA) en première intention • corticothérapie ou **immunomodulateur** type anti-TNF-alpha en seconde intention • en traitement de fond : 6-mercaptopurine (6-MP) • correction des **carences nutritionnelles** provoquées par les diarrhées De nombreuses thérapeutiques prometteuses sont en cours de développement.

(Sources : revue *Soins* et INSERM)

Migraine

DÉFINITION	ÉTIOLOGIE	SIGNES CLINIQUES
Céphalée évoluant pas **crises** séparées d'**intervalles libres**, ayant une **sémiologie spécifique** selon qu'elle est **avec aura** ou **sans aura**, et ne laissant **pas de trace clinique** entre les crises. Les femmes sont plus touchées dans un rapport de 3/1.	Association de facteurs génétiques et environnementaux entraînant une excitabilité neurale anormale La crise de migraine est liée à une vasodilatation, une inflammation neurale et à la libération de neurotransmetteurs à l'origine de la douleur.	**Sans aura** (au moins 5 crises avec les critères suivants) : • crises de céphalées de 4 à 72 heures sans traitement • unilatérales, pulsatiles, aggravées par les activités physiques de routine • accompagnées de nausées et/ou vomissements ou de photophobie et phonophobie (notion d'hyperesthésie et d'allodynie) **Avec aura** (au moins 2 crises avec les critères suivants) : • un ou plusieurs symptômes de l'aura totalement réversibles, de développement progressif sur plus de 4 minutes, dont la durée n'excède pas 60 minutes

SIGNES CLINIQUES (SUITE)	FACTEURS DE RISQUES	TRAITEMENTS	COMPLICATIONS
• intervalle libre de moins de 60 minutes entre l'aura et la céphalée L'aura peut se manifester par des troubles visuels, sensitifs, des troubles du langage et/ou un déficit moteur. Dans les deux cas, l'examen clinique est normal entre les crises.	• surpoids • caféine • troubles ventilatoires nocturnes • facteurs génétiques **Facteurs déclenchants :** • certains alcools (vin blanc par ex.) • chocolat • sieste prolongée • repas riches en graisses • **fluctuations hormonales**…	**Traitement de la crise :** **AINS** (± antiémétique), et/ou **triptans** (en fonction de l'efficacité et de la tolérance) **Traitement de fond :** mis en place en fonction de la **fréquence des crises** et adapté au **facteur déclenchant** (stress par ex.)	La fréquence des crises et leur intensité peuvent avoir un **impact important sur la qualité de vie.** L'automédication peut déboucher sur des **abus médicamenteux** et entraîner l'apparition (par un phénomène d'accoutumance) de céphalées chroniques quotidiennes.

(Sources : revue *Soins* et INSERM)

Mucoviscidose

DÉFINITION	ÉTIOLOGIE	SIGNES CLINIQUES	COMPLICATIONS
La mucoviscidose est une **maladie génétique** potentiellement grave parmi les plus fréquentes en France, où 6 000 personnes sont atteintes. L'**espérance de vie** moyenne est aujourd'hui de **40 ans.**	La mucoviscidose est une maladie **autosomique récessive.** Les **deux parents** transmettent un **gène mutant** présent sur le **chromosome n° 7.** L'**expression** de la maladie sera **plus ou moins sévère** en fonction des mutations présentes sur ce gène.	La mucoviscidose se manifeste **dès la naissance** ou les premiers mois de la vie et touche principalement **les fonctions respiratoire** et **gastro-intestinale :** • BPCO • alternance de diarrhées et constipations • malabsorption des nutriments et des vitamines…	**D'ordre ventilatoire :** • insuffisance respiratoire • atélectasies • pneumothorax • infections bactériennes **D'ordre gastro-intestinal :** insuffisance pancréatique

(suite)	EXAMENS	TRAITEMENTS
Risque de stérilité chez les hommes **Peuvent apparaître :** • cirrhose • diabète • pathologies cardiaques...	**En France**, un **test de dépistage** est réalisé dans toutes les **maternités** depuis **2002** à partir de quelques gouttes de sang prélevées au talon (qui peut montrer un problème pancréatique). S'il est positif, un test génétique est réalisé dans un second temps, associé au test dit « de la sueur ».	Le suivi de la personne est réalisé en **CRCM (centre de ressources et de compétences de la mucoviscidose).** **Le traitement est symptomatique :** • des mucolytiques, des fluidifiants bronchiques et la kinésithérapie respiratoire visent à améliorer la fonction respiratoire • une antibioprophylaxie est réalisée tous les 3 ou 4 mois pour prévenir les infections ventilatoires • en cas d'insuffisance respiratoire terminale, une oxygénothérapie est mise en place et la question d'une greffe des poumons posée Des médicaments « potentiateurs » (qui aide à l'expression du gène défaillant) ont reçu une AMM.

(Sources : INSERM et HAS)

Myopathie de Duchenne

DÉFINITION	ÉTIOLOGIE	SIGNES CLINIQUES
La myopathie de Duchenne, aussi appelée dystrophie musculaire de Duchenne, est une **maladie génétique rare.** Elle touche à **99,9 % des garçons.** On dénombre **150 à 200 personnes** touchées en France.	Cette pathologie est liée à la présence d'un gène mutant sur le chromosome X. **La dystrophine** n'est plus produite, provoquant à terme **la destruction des fibres des muscles squelettiques, des muscles lisses et du muscle cardiaque.**	• **vers l'âge de 3 ans**, apparition de **faiblesses musculaires** avec chutes fréquentes, difficultés à lever les bras, scoliose • atteinte des **muscles ventilatoires** vers l'**adolescence** avec difficultés d'expectoration, souffle court, infections bronchiques et pulmonaires • atteinte du **muscle cardiaque** avec des essoufflements anormaux et des palpitations • atteinte des **muscles du tube digestif** avec des constipations et des douleurs abdominales

COMPLICATIONS	TRAITEMENTS
• ostéoporose • problèmes nutritionnels • incontinence • lithiase urinaire • troubles de la micro-circulation • insuffisance cardiaque • occlusion intestinale	**Il n'y a pas de traitement spécifique** de la myopathie de Duchenne à ce jour. **La corticothérapie** est utilisée pour réduire la progression de la maladie de 2 ans en moyenne (mais au prix de nombreux effets indésirables comme l'ostéoporose, l'amyotrophie...). Utilisation de molécules ayant une action protectrice du muscle cardiaque : **inhibiteurs de l'enzyme de conversion (IEC) et béta-bloquants** **Kinésithérapie et kinésithérapie respiratoire**, sports adaptés (natation par ex.)... Des traitements génétiques prometteurs sont en cours de développement et pourraient être disponibles dans 10 ans.

(Source : INSERM)

OAP (œdème aigu du poumon)

DÉFINITION	ÉTIOLOGIE	SIGNES CLINIQUES	FACTEURS DE RISQUES
L'OAP est la forme clinique la plus fréquente de l'insuffisance cardiaque aiguë, qui peut être due à : • IDM • troubles du rythme • fibrillation auriculaire • hypertrophie du ventricule gauche	L'**insuffisance ventriculaire gauche** provoque une **augmentation** des **pressions en amont**, soit l'oreillette gauche, la veine pulmonaire, puis les capillaires pulmonaires. Cela conduit à **l'inondation des alvéoles pulmonaires**.	• dyspnée • toux • expectoration saumonée • tachycardie avec troisième bruit appelé « galop » • râles pulmonaires crépitants bilatéraux • angoisse	**FDR CV :** HTA, diabète, hypercholestérolémie, tabac, obésité, alcoolisme, sédentarité **Facteurs favorisants :** écart de régime hyposodé, interactions médicamenteuses ou effets indésirables (corticoïdes = rétention sodée...)

COMPLICATIONS	EXAMENS	TRAITEMENTS	RÔLE IDE
La complication principale est le **décès** par détresse ventilatoire. **Des complications secondaires** peuvent survenir en fonction des traitements mis en place après les examens : risque d'AVC avec les AVK...	**Recherche des causes de la décompensation :** • électrocardiogramme • radiographie thoracique • échographie cardiaque par voie transthoracique (ETT) Éventuellement ETO, dosage de la TSH car l'hyperthyroïdie peut être la cause d'une FA.	**Oxygénation efficace :** • position demi-assise • oxygénation par pression positive continue, parfois intubation **Stabilisation hémodynamique :** diurétique de l'anse et dérivés nitrés **Parfois morphine** car elle supprime la sensation de dyspnée et l'angoisse.	Renforcer l'adhésion du patient à sa prise en charge pluridisciplinaire **Participer à la surveillance du risque de dépression** bien présent chez les personnes souffrant d'insuffisance cardiaque ETP concernant le traitement

(Source : revue *Soins*)

Obésité

DÉFINITION	ÉTIOLOGIE	EXAMENS	FACTEURS DE RISQUES
L'obésité se définit comme un **excès de masse grasse corporelle** ayant de **multiples retentissements** organiques mais également psychologiques et sociaux. L'obésité concerne aujourd'hui de nombreux pays, y compris émergents.	**Causes multifactorielles :** • alimentation • sédentarité • facteurs psychologiques (stress...) • hérédité • facteurs socio-économiques • facteurs biologiques **La multiplicité des facteurs implique un accompagnement personnalisé.**	**Calcul de l'indice de masse corporelle** (IMC) : c'est le poids (en kg) divisé par le carré de la taille (en mètre). L'obésité commence à partir d'un IMC de 30 kg/m^2. **Mesure du tour de taille** Recherche de complications et de FDR associés.	• la fréquentation des **fast-foods** de manière régulière par choix ou pour faciliter les repas pendant la journée de travail • une activité professionnelle strictement **sédentaire** (dans le tertiaire, très plébiscité dans les pays développés) • la précarité qui laisse peu de choix...

COMPLICATIONS	(suite)	TRAITEMENTS	RÔLE IDE
Altération des **métabolismes glucidique et lipidique** Complications : • cardio-vasculaires (HTA...) • respiratoires (apnée du sommeil...) • thromboemboliques • digestives • ostéoarticulaires • cutanées • urologiques et rénales	• gynéco-obstétriques et endocriniennes • diabète de type 2 • possibilité d'hypertension intracrânienne (HTIC), rarissime, mais potentiellement grave • **retentissement psychosocial et économique** Augmentation de l'incidence et de la mortalité par cancers	Suivi mensuel **Conseils hygiénodiététiques personnalisés** : • activité physique • régime alimentaire • ± psychothérapie Un médicament qui réduit l'absorption des graisses alimentaires peut être testé. La chirurgie peut être discutée en dernier recours.	Informer les patients et leur famille sur la maladie et ses multiples complications Orienter vers un centre spécialisé pluridisciplinaire mis en place depuis le plan obésité 2010–2013 Informer sur les **dangers** que représentent certains **régimes** proposés dans les magazines ou sur des sites internet...

(Source : revue *Soins*)

Ostéoporose

DÉFINITION	ÉTIOLOGIE	SIGNES CLINIQUES
Maladie du squelette se caractérisant par un risque majoré de fracture Sont en cause une **densité** et une **qualité osseuses** insuffisantes. **La prévention des chutes** passive (éviter les tapis...) et active (maintien du capital musculaire par l'activité physique...) est fondamentale.	Le tissu osseux se renouvelle en permanence. Ce **remodelage osseux** associe l'action des : • **ostéoclastes** qui détruisent l'ancien tissu (phase de résorption) • **ostéoblastes** qui créent du tissu osseux (phase de formation de tissu ostéoïde, puis de minéralisation) L'ostéoporose naît d'un déséquilibre entre l'action des ostéoclastes et des ostéoblastes. Cela fragilise le tissu osseux et augmente le risque de fracture.	L'ostéoporose n'est symptomatique qu'en cas de fracture. On retrouve alors une **fracture non traumatique** (vertébrale, partie distale du radius, le col du fémur, etc.). Parfois, la **douleur** signale une fracture vertébrale qui n'a pas été décelée d'emblée à la radiographie.

EXAMENS	TRAITEMENTS	FACTEURS DE RISQUES
Évaluation des facteurs de risque fracturaire : • âge • antécédents personnels et familiaux de fractures • IMC (si < 19 kg/m²) • acuité visuelle, troubles neuromusculaires ou orthopédiques (pour le risque de chute) **Ostéodensitométrie**	• correction d'une carence vitamino-D-calcique • traitement hormonal en cas d'ostéoporose post-ménopausique • biphosphonates (prise assise pour préserver la muqueuse œsophagienne) et ranélate de strontium (ils inhibent la résorption osseuse)	**Facteurs génétiques** : chacun naît avec un potentiel osseux défini. **Facteurs alimentaires** : • déficit en calcium • déficit en vitamine D alimentaire (poissons gras...) **Facteurs environnementaux** : déficit en vitamine D naturelle s'il existe un manque d'ensoleillement. **Facteurs comportementaux** : l'alcool et le tabac favorisent la déminéralisation osseuse. **Médicaments** (corticoïdes par ex.) ou **maladies** (hyperthyroïdie notamment) **spécifiques** **Âge** avancé et **ménopause**

(Source : revue *Soins*)

Paludisme (malaria)

DÉFINITION	ÉTIOLOGIE	SIGNES CLINIQUES
Le paludisme est une maladie **parasitaire** rencontrée principalement dans les **zones tropicales et subtropicales** du monde entier. Le paludisme provoque près de **600 000 décès par an**, principalement en Afrique.	L'infection est provoqué par un **parasite** du genre ***Plasmodium,*** inoculé par un **moustique** : l'**anophèle** femelle. Il existe **5 espèces** de *Plasmodium*, la plus dangereuse étant ***Plasmodium falciparum.*** Le parasite migre dans **le foie** après inoculation et s'y multiplie, c'est la **phase pré-érythrocytaire**. Lors de la **phase érythrocytaire** où les symptômes apparaissent, les parasites quittent le foie et s'attaquent **aux globules rouges** dans lesquels ils vont se multiplier.	La période d'**incubation** pour *Plasmodium falciparum* est de **9 à 14 jours.** **Signes cliniques :** • fièvre • frissons • céphalées • myalgies • nausées, vomissements, diarrhées • asthénie

COMPLICATIONS	TRAITEMENTS	RÔLE IDE
La **forme grave** de l'infection à *Plasmodium falciparum* peut provoquer : • détresse respiratoire • insuffisance rénale • perte de conscience • **troubles neurologiques** (convulsions, coma...). Des **séquelles durables** ou **la mort** du sujet sont possibles.	Le diagnostic est réalisé par **la clinique**, **l'anamnèse** et l'observation d'un **échantillon de sang** au microscope (des tests rapides avec quelques gouttes de sang existent dans les zones d'endémie). Il existe un **traitement prophylactique** destiné aux voyageurs. Ces comprimés antipaludiques doivent être pris **tous les jours** au risque de ne pas être efficaces ou de favoriser l'apparition de résistance du parasite. Le traitement curatif est basé sur les mêmes molécules. À partir de 2018, un vaccin devrait être testé en Afrique.	**Toute fièvre** qui apparaît dans **le mois qui suit le retour** d'une **zone d'endémie** doit **systématiquement** faire penser à une **crise de paludisme** et faire **consulter au plus tôt** (si possible dans un service de maladies tropicales pour éviter tout retard de diagnostic).

(Sources : INSERM et OMS)

Parkinson (maladie de)

DÉFINITION	ÉTIOLOGIE	SIGNES CLINIQUES
Maladie dégénérative de cause inconnue ayant pour conséquence **la mort neuronale** par apoptose C'est la seconde maladie dégénérative après la maladie d'Alzheimer. Elle concerne 1 % des plus de 65 ans.	De cause inconnue, sans doute d'origine **multifactorielle** : • âge • facteurs génétiques (15 % des personnes diagnostiquées ont des antécédents familiaux) • facteurs environnementaux (exposition à des solvants organiques, des métaux lourds, au manganèse, aux pesticides organochlorés, consommation d'eau de puits, etc.). Elle se caractérise par la **dégénérescence progressive des neurones à dopamine dans la substance noire du cerveau** et la présence d'amas pathogènes appelés « **corps de Lewy** ».	**Signes d'apparition insidieuse et d'évolution intermittente** : • **akinésie**, bradykinésie, hypokinésie (réduction de l'expression du visage, du balancement des bras, etc.) • **hypertonie** • **tremblement de repos** (disparaît lors du mouvement volontaire, peut apparaître sur le pouce et l'index, le poignet ou la jambe) • troubles du comportement en sommeil paradoxal...

(suite)	EXAMENS	TRAITEMENTS	RÔLE IDE
Hormis certaines lésions cérébrales, **la maladie de Parkinson est la seule cause de tremblement de repos unilatéral.**	**Il n'y a aucun examen para-clinique diagnostic de référence.** Le **diagnostic** est confirmé au bout de **plusieurs années** : • en l'absence de signes atypiques • devant une évolution lente et progressive • en cas de réponse à la dopathérapie.	**La personne doit consulter un neurologue avant traitement.** Il n'existe pas de traitement curatif. • médicaments antiparkinsoniens en cas de troubles moteurs • traitement symptomatique (dépression...) • traitement correctif des EIA	Participer à l'ETP et des aidants. Prendre en compte l'état de santé, la situation personnelle et l'environnement social de la personne. Faire la liaison avec le médecin traitant. S'assurer de l'observance thérapeutique...

(Sources : HAS et INSERM)

Polyarthrite rhumatoïde

DÉFINITION	ÉTIOLOGIE	SIGNES CLINIQUES	COMPLICATIONS
Maladie inflammatoire chronique des articulations Touche plus les femmes que les hommes (3/1). Apparaît le plus souvent entre 35 et 55 ans. Le diagnostic doit être précoce car il faut limiter l'atteinte articulaire et donc le handicap fonctionnel.	La polyarthrite rhumatoïde est d'origine auto-immune. Elle est également **polyfactorielle** : • facteurs génétiques • facteurs environnementaux (pollution, tabac...) • choc psychologique • facteurs hormonaux	• **arthrite symétrique**, notamment les poignets et les mains (métacarpo-phalangiennes et interphalangiennes proximales) • **douleurs nocturnes** • **dérouillage matinal** supérieur à 30 minutes • **asthénie** • **pyrexie** évoluant depuis plus de 6 semaines	Outre la destruction de certaines articulations, des **manifestations extra-articulaires** sont possibles : • péricardite • pleurésie • splénomégalie • ostéoporose... **Risques cardio-vasculaires** liés à l'inflammation chronique

EXAMENS	TRAITEMENTS	RÔLE IDE
Consultation en rhumatologie **Bilan biologique** : • CRP, VS • facteur rhumatoïde IgM • anticorps antipeptides citrullinés **Examen radiographique** **Échographie** pour objectiver une synovite	Le **traitement de fond** est mis en place le plus tôt possible : • le méthotrexate en première intention, qui est un agent antifolique doté de propriétés anti-inflammatoire et immunosuppressive (une prise par semaine en per os, l'association avec l'acide folique réduit les effets indésirables) • éventuellement **biothérapies** dirigées contre certaines molécules de l'inflammation (anti-TNF alpha...) ou contre les lymphocytes B et T Traitement symptomatique : paracétamol, AINS, corticothérapie	Information sur le traitement (notamment le **méthotrexate** et son rythme d'administration) Surveillance des effets indésirables, de l'efficacité du traitement de fond et du retentissement fonctionnel de la maladie ETP concernant les FDR CV

(Sources : revue *Soins* et INSERM)

Pré-éclampsie

DÉFINITION	ÉTIOLOGIE	SIGNES CLINIQUES
La pré-éclampsie est une pathologie fréquente de la grossesse (5 % des cas) qui survient au plus tôt vers le milieu du 2e trimestre. En France, elle est responsable d'un tiers des naissances de grands prématurés et est la 2e cause de mortalité maternelle.	Cette pathologie survient dans **70 à 75 %** des cas chez une femme primigeste. Une explication possible est une **réponse immunologique** de la mère aux **antigènes** du père. En l'absence de changement de partenaire, cette réponse s'atténue ensuite. Est aussi en cause un **dysfonctionnement du placenta** qui, en libérant des débris placentaires et des cellules fœtales à partir du 2e trimestre, provoque un syndrome inflammatoire et une augmentation de la pression artérielle chez la mère.	• hypertension artérielle (> 140/90 mmHg) • protéinurie des 24 heures > 300 mg Sont possibles : • céphalées • troubles visuels • acouphènes • douleurs abdominales • vomissements • œdèmes massifs

FACTEURS DE RISQUES	COMPLICATIONS	TRAITEMENTS
• antécédent de pré-éclampsie y compris familiaux (facteurs génétiques) • grossesse multiple • première grossesse • HTA • diabète • obésité • âge > 40 ans ou < 18 ans • syndrome des ovaires polykystiques • maladie auto-immune	• insuffisance rénale chez la mère • **syndrome HELLP** avec hémolyse hépatique, hépatite et thrombopénie • **décollement placentaire** avec hémorragie interne nécessitant un accouchement en urgence Dans 1 cas sur 10, la **pré-éclampsie est sévère** et peut provoquer la mort de la mère (20 décès maternels par an, par **éclampsie** ou **hémorragie cérébrale**) et/ou du fœtus.	Suivi médical à l'hôpital (paramètres vitaux, retentissement fonctionnel...) Évaluation de l'efficacité des anti-hypertenseurs **L'enjeu** est de **prolonger la grossesse** au maximum car, en cas de mauvais pronostic, le seul moyen de sauver la mère est de mettre fin à la grossesse.

(Source : INSERM)

Progéria

DÉFINITION	ÉTIOLOGIE	SIGNES CLINIQUES
La progéria, ou **syndrome de Hutchinson-Gilford**, est une **maladie génétique** très **rare**. On recense une centaine de malades dans le monde.	Dans 90 % des cas, la progéria est liée à la présence d'un **gène mutant** sur le **chromosome n° 1**. Appelé **LMNA**, ce gène produit de la progérine en lieu et place de protéines lamine A et C. La progérine s'accumule au niveau cellulaire et provoque des dysfonctionnements.	**Vieillissement accéléré** : • alopécie dès l'enfance • croissance lente • arthralgies • peau fine et glabre • troubles cardio-vasculaires Les **capacités cognitives** sont préservées.

COMPLICATIONS	TRAITEMENTS	INFORMATIONS IDE/AS/AMP
• athérosclérose • AVC **L'espérance de vie** des personnes atteintes de progéria ne dépasse pas aujourd'hui **12 à 13 ans en moyenne**.	Il n'existe à ce jour **aucun traitement curatif** pour cette maladie. Cependant, des travaux de recherche de l'équipe du Professeur Nicolas Lévy ont fait l'objet d'une publication en 2017. Ils ont découvert une molécule capable de diminuer la production de progérine et de la dégrader. Ces travaux ouvrent la voie à de nouveaux essais thérapeutiques. La thérapie génétique, pour empêcher la production de progérine par le gène LMNA, est une voie prometteuse.	L'altération des lamines A et C peut être causée par près de 200 mutations du gène LMNA. Ces mutations sont responsables d'une dizaine de maladies connues : lipodystrophie-Werner atypique, dysplasie acromandibulaire, dermopathie restrictive...

(Source : INSERM)

Psoriasis

DÉFINITION	ÉTIOLOGIE	SIGNES CLINIQUES	FACTEURS FAVORISANTS
Le psoriasis est une **maladie inflammatoire chronique de la peau**. Cette pathologie touche environ 2 % de la population française et beaucoup de personnes atteintes ont entre 20 et 40 ans.	Un **dérèglement immunitaire** va provoquer : • une inflammation chronique et exagérée de la peau • une surproduction de **kératinocytes** immatures au niveau de la couche cornée de l'épiderme (**hyperkératose**).	**Poussées d'intensités variables** entrecoupées de rémissions d'intensités variables également **Plaques rouges** avec des **squames blancs** (coudes, avant-bras, genoux, bas du dos, cuir chevelu, ongles...)	• prédisposition génétique (forme familiale dans 30 % des cas) • frottements • stress • modifications climatiques • infection • alcool • médicaments

COMPLICATIONS	TRAITEMENTS	INFORMATIONS IDE/AS/AMP
En général bénin, le psoriasis peut, dans **20 % des cas**, devenir **sévère** avec : • des plaques très étendues sur le corps • des arthralgies (rhumatisme psoriasique) • une atteinte généralisée **Comorbidité :** syndrome métabolique	**Il n'existe pas à ce jour de traitement pour guérir le psoriasis,** mais il existe des traitements pour en réduire les symptômes : • **pommades anti-inflammatoires** en première intention (à base de cortisone ou de vitamine D) • si nécessaire, **traitements par voie orale** (méthotrexate...), **ultraviolet** sous contrôle médical. Si le psoriasis est résistant à ces traitements, la **biothérapie** est indiquée. Les résultats sont remarquables, mais de nombreux **effets indésirables** (souffrance hépatique, immunodépression...) sont possibles.	Le psoriasis, notamment dans sa forme sévère, peut engendrer des **répercussions sociales et professionnelles importantes.** Dans 30 à 40 % des cas, il provoque un état dépressif.

(Source : INSERM)

Rhinite allergique

DÉFINITION	ÉTIOLOGIE	SIGNES CLINIQUES	FACTEURS FAVORISANTS
La rhinite allergique est une **allergie respiratoire**. Elle touche **25 % de la population française**.	La rhinite allergique est provoquée par l'**exposition à des allergènes** notamment : • les acariens • les pollens • les chats (en fait leur salive qui se retrouve sur leurs poils) Il existe une **prédisposition génétique**.	• éternuements • écoulement et obstruction nasale • rougeurs de l'œil • larmoiements	• exposition à la poussière et/ou aux acariens (hygiène du domicile) • période de pollinisation • exposition aux chats ou à leur salive

<table>
<tr><th>COMPLICATIONS</th><th>EXAMENS</th><th>TRAITEMENTS</th></tr>
<tr><td>En principe relativement bénigne, la rhinite allergique peut, dans ses formes sévères, être un véritable handicap et avoir un retentissement social et professionnel.</td><td>Enquête cutanée allergologique chez un médecin allergologue : des allergènes sont mis en contact du sang sur l'avant-bras.

Éventuellement, test biologique sanguin pour détecter des immunoglobulines de type E (IgE) (anticorps spécifiques de la réponse allergique)</td><td>Éviction allergénique :
• limiter la chaleur et l'humidité dans les pièces pour ne pas favoriser la prolifération des acariens : aération, éviction des moquettes, tissus anti-acariens…
• fermer les fenêtres en fin d'après-midi quand la densité pollinique est la plus forte
• se laver les cheveux régulièrement car ils « récoltent » le pollen...

Traitement médicamenteux :
• antihistaminiques H1 en première intention
• corticothérapie par voie nasale si besoin

Désensibilisation par exposition quotidienne pendant 3 à 5 ans à des allergènes par voie SC/sublinguale…</td></tr>
</table>

(Source : INSERM)

Saturnisme

DÉFINITION	ÉTIOLOGIE	SIGNES CLINIQUES
Le saturnisme correspond à une **exposition excessive** des individus au **plomb**. Une concentration **supérieure ou égale à 50 µg** par litre de sang est à déclaration obligatoire. En France, le pourcentage d'enfants atteignant ce seuil est de 2 %.	Le plomb n'ayant aucun rôle physiologique, toute trace dans l'organisme témoigne d'une **contamination**. Il s'accumule dans le **squelette à 94 %**, où il peut rester longtemps, sa demi-vie étant de 10 ans.	Anorexie, constipations, vomissements, douleurs abdominales chroniques... Chez l'enfant : • diminutions des performances cognitives et sensorimotrices • altération du développement staturo-pondéral, sexuel, du comportement et de l'acuité auditive. Chez la femme enceinte : altération du développement fœtale et du déroulement de la grossesse. Chez les adolescents et les adultes : augmentation du risque de maladie rénale chronique et d'hypertension artérielle, diminution de la fertilité masculine.

FACTEURS DE RISQUES	COMPLICATIONS	EXAMENS	TRAITEMENTS
• **peintures au plomb** dans l'**habitat ancien** • fréquentation de sites industriels rejetant ou ayant rejeté du plomb • **eau contaminée** par des canalisations au plomb dans l'habitat ancien • activités comme la rénovation de vitraux, la fabrication de munitions	À savoir : aucun seuil de non toxicité n'a pu être défini. En cas de plombémie supérieur à 1 000 µg/L, le décès est possible chez l'enfant. Chez l'adulte, pour une concentration équivalente, une **encéphalopathie** est possible.	Mesure du plomb présent dans le sang ou **plombémie** Un niveau atteignant les 50 µg/L déclenche une **enquête environnementale** permettant d'identifier l'origine de l'intoxication.	La réduction de la plombémie passe par l'**éviction des sources d'exposition**. Si la plombémie dépasse les 450 µg/L, un **traitement chélateur** est administré en urgence pour favoriser l'**élimination du plomb par les urines**.

(Source : INSERM)

Schizophrénie

DÉFINITION	SIGNES CLINIQUES	FACTEURS DE RISQUES	COMPLICATIONS
La schizophrénie est une **maladie psychiatrique chronique** évoluant par phases aiguës. En France, cette pathologie concerne **600 000 personnes**. Elle se déclare le plus souvent entre 15 et 25 ans.	**Symptômes positifs** : • paranoïa • mégalomanie • idées délirantes • hallucinations sensorielles. **Symptômes négatifs** : appauvrissement affectif et émotionnel. **Désorganisation de la pensée**, des paroles, des émotions…	Des **facteurs génétiques et environnementaux** engendrent une plus grande **vulnérabilité** : • problème de **développement cérébral**, notamment pendant la grossesse • consommation de **cannabis** en période de maturation cérébrale • milieu urbain (stress, etc.).	Les difficultés sociales engendrées par la maladie majorent le risque de **dépression**. La moitié des personnes schizophrènes font au moins une **tentative de suicide** et 10 % en meurent.

EXAMENS	TRAITEMENTS
Le diagnostic de schizophrénie est posé par le **médecin psychiatre** après **l'examen clinique et l'anamnèse.** La recherche de **prodromes** (absentéisme scolaire, malaise social, angoisses, etc.) permet d'**anticiper** certaines **transitions psychotiques.**	Le traitement est essentiellement **symptomatique.** Les **antipsychotiques** ont révolutionné les soins en permettant la réinsertion sociale et professionnelle des personnes. Ils sont efficaces vis-à-vis des **symptômes positifs** de la maladie. Ils demandent cependant une bonne **observance** sur le long terme. La **stimulation magnétique transcranienne** peut permettre de réduire les hallucinations. **L'électroconvulsivothérapie** peut être indiquée dans les formes sévères ou résistantes de la maladie. **La réhabilitation cognitive** consiste à repérer les composantes cognitives altérées (exécution, mémorisation…) et à trouver des solutions pour contourner ces troubles **Les thérapies cognitivo-comportementales** abordent les dimensions émotionnelles (stress, repli sur soi...), sociales (motivation à aller vers les autres par ex.) ou médicales de la maladie.

(Source : INSERM)

SEP (sclérose en plaques)

DÉFINITION	ÉTIOLOGIE	SIGNES CLINIQUES	FACTEURS DE RISQUES
La sclérose en plaque est une **maladie neurodégénérative** du système nerveux central (SNC). Elle touche 3 femmes pour 1 homme et débute entre 20 et 30 ans dans 70 % des cas. Les poussées inflammatoires font apparaître des plaques visibles à l'IRM.	C'est une maladie **auto-immune**. Le système immunitaire s'attaque à la gaine de myéline qui entoure les axones (la gaine de myéline permet la conduction saltatoire de l'influx nerveux). Puis l'axone lui-même est attaqué et le neurone meurt.	**Troubles moteurs** : • faiblesse musculaire • jambe qui se dérobe • pied qui accroche... • spasticité **Troubles visuels** : névrite optique rétrobulbaire. **Troubles sensitifs** : • fourmillements • sensation de ruissellement. **Troubles vésicosphinctériens**.	L'hérédité ne semble jouer aucun rôle. En revanche, il doit exister une **prédisposition génétique** aux risques auto-immuns. Facteurs environnementaux : • manque d'ensoleillement • carence en vitamine D • **tabagisme** actif et passif...

SEP (sclérose en plaques)

COMPLICATIONS	EXAMENS	TRAITEMENTS	RÔLE IDE
La SEP, essentiellement récurrente-rémittente (**SEP-RR,** 85 % des cas), évoluant par poussées, peut se transformer en une forme secondairement progressive avec une inflammation continue (**SEP-SP**, 50 % des SEP-RR). Il existe une forme progressive primaire (**-PP,** 15 % des cas).	Critères diagnostiques de McDonald : • nombre de poussées • nombre de lésions • existence d'une inflammation du SNC. **L'IRM est l'examen clé.** La ponction lombaire renseigne sur des signes d'inflammation dans le liquide céphalorachidien (LCR).	Recherche d'un foyer infectieux avant la mise en place d'une **corticothérapie** Suivi neurologique à 4 semaines du traitement **Kinésithérapie** Traitements symptomatiques de la douleur... **Traitement de fond :** interférons bêta ou acétate de glatiramère en 1re intention.	**Information** de la personne sur sa maladie et ses retentissements Repérer les **effets indésirables** des traitements et les symptômes des poussées **Prévenir les troubles anxiodépressifs par l'écoute active**...

(Source : revue *Soins*)

Shigellose

DÉFINITION	ÉTIOLOGIE	SIGNES CLINIQUES
La shigellose, ou **dysenterie bacillaire**, est une **maladie inflammatoire aiguë de l'intestin, grave** et souvent **meurtrière**, notamment pour les jeunes enfants. Cette maladie est surtout présente dans les pays de la **ceinture tropicale**, où elle est **endémique** toute l'année.	La shigellose est provoquée par des **bactéries**, appelées **shigelles**. La transmission se fait par voie féco-orale : contamination des mains, puis introduction par la bouche d'agents pathogènes d'origine fécale. La bactérie synthétise des protéines qui bloquent la **réponse immunitaire** de l'hôte. La **prolifération bactérienne** dans les cellules épithéliales intestinales et de la muqueuse recto-colique provoque une **inflammation intense** et une **destruction tissulaire**.	Après une **incubation brève** : • pyrexie • douleurs abdominales • vomissements • épreintes • diarrhées importantes, souvent sanglantes.

FACTEURS DE RISQUES	COMPLICATIONS	TRAITEMENTS
• **eau et aliments contaminés** • **présence de mouches** qui véhiculent les shigelles • **facteurs culturels** : poignées de mains pour se saluer qui favorisent la transmission interhumaine...	**Complications aiguës** : • hypoglycémie • déshydratation • insuffisance rénale aiguë • occlusion intestinale • péritonite • bactériémie **Complications chroniques** chez l'enfant : malnutrition et retard staturo-pondéral.	En 1re intention : antibiothérapie et réhydratation (la réhydratation seule peut suffire mais la guérison sera plus longue). Dans la mesure où des **résistances aux antibiotiques** apparaissent, des **mesures préventives** basées sur le développement de l'hygiène (lavage des mains, approvisionnement en eau potable...) sont fondamentales mais difficiles à mettre en place (croissance démographique, urbanisation...). Des recherches sont en cours pour développer un vaccin.

(Source : INSERM)

SLA (sclérose latérale amyotrophique)

DÉFINITION	ÉTIOLOGIE	SIGNES CLINIQUES	FACTEURS DE RISQUES
La SLA, ou **maladie de Charcot**, est une maladie neurologique dégénérative. L'âge moyen du diagnostic se situe vers 60 ans, mais tous les âges adultes sont représentés.	Mis à part les **formes héréditaires** qui concernent 10 % des cas, les causes des **formes sporadiques** sont encore largement inconnues. Elles seraient **multifactorielles.** Il y a une mort progressive des motoneurones mais **les fonctions intellectuelles sont préservées.**	**Association de :** • fatigue • essoufflement • fasciculations • spasticité • amyotrophie • perte de poids **Point particulier :** les muscles oculomoteurs, cardiaque, intestinaux et de la vessie sont préservés.	Professions au contact de solvants (tanneur par ex.) L'activité physique intense est souvent associée à un risque plus important (la maladie touche en effet des footballeurs professionnels ou des marathoniens). Affections associées : HTA et hypercholestérolémie.

SLA (sclérose latérale amyotrophique)

COMPLICATIONS	EXAMENS	TRAITEMENTS	RÔLE IDE
Paralysie progressive de l'ensemble des muscles du corps : • 4 membres • troubles de la déglutition • perte de la voix • enfin paralysie des muscles ventilatoires. **La médiane de survie après le diagnostic est de 3 ans.**	**Diagnostic par élimination** avec : • examen neurologique et clinique • électromyographie (EMG) • bilan biologique • IRM • ± ponction lombaire.	Le **riluzole** est le seul traitement disponible actuellement. Il permet, **associé à l'accompagnement pluridisciplinaire**, un prolongement de la vie de 12 mois environ. Mise en place d'une ventilation non invasive (VNI) Progressivement : • gastrostomie • trachéotomie…	**ETP** concernant la maladie, **son évolution** et son traitement Orientation vers un **centre de référence** **Suivi des troubles** : • nutritionnels • de décubitus (risque de phlébite, de lésions cutanées).

(Source : revue *Soins*)

Surdité

DÉFINITION	ÉTIOLOGIE	SIGNES CLINIQUES	FACTEURS DE RISQUES
La surdité est une **perte auditive de sévérité variable**. Elle est classée selon **4 stades** : légère, moyenne, sévère, profonde. Elle peut être **innée** ou **acquise**, et atteint 0,25 % des nouveau-nés, 6 % des 15–24 ans, 65 % des plus de 65 ans.	Les trois quarts des surdités affectant les nouveau-nés sont d'**origine génétique**, avec *in fine* une **malformation de l'oreille**. Lorsqu'elle est acquise, la surdité est la conséquence de dommages irréparables aux **cellules ciliées** de l'**oreille interne**.	Les surdités acquises sont souvent accompagnées d'**acouphènes** qui peuvent être très invalidants. Difficultés à suivre une conversation avec un **bruit de fond**	• traumatismes acoustiques : concert, boîte de nuit, outils électriques… • certains médicaments : antibiotiques ou chimiothérapies ototoxiques. • maladies : otites chroniques par ex. • accidents (de plongée par ex.) • âge : presbyacousie

COMPLICATIONS	EXAMENS ET TRAITEMENTS	INFORMATIONS IDE/AS/AMP
• **retard** ou absence d'**apprentissage** du **langage oral** • développements socio-affectif et cognitif, apprentissages scolaires de l'enfant perturbés • **déclin cognitif** chez les plus de 65 ans	L'**audiométrie tonale et vocale**, les otoémissions acoustiques et les potentiels évoqués auditifs automatisés permettent d'objectiver un trouble de l'audition. Le traitement vise à rétablir ou à augmenter l'intensité des vibrations parvenant à l'oreille interne, ou à corriger l'anomalie à l'origine de la surdité : appareils auditifs, implants, parfois associés.	La **prévention des troubles auditifs** acquis est fondamentale. Au niveau professionnel, la législation du travail donne des seuils de tolérance. Au niveau individuel, sensibilisation sur le risque d'une écoute musicale trop immersive... Il existe une grande **variabilité individuelle** concernant la vulnérabilité au bruit. Tout traumatisme sonore doit s'accompagner dans les heures qui suivent d'une **mise au repos** des oreilles (bouchons anti-bruits) car celles-ci sont plus vulnérables.

(Source : INSERM)

Syndrome d'apnée du sommeil

DÉFINITION	ÉTIOLOGIE	SIGNES CLINIQUES	FACTEURS DE RISQUES
Le syndrome d'apnée du sommeil est caractérisé par des **pauses ventilatoires non conscientes** pendant le sommeil.	Le syndrome d'apnée du sommeil est dû au **relâchement des muscles du pharynx**. Cela provoque l'**affaissement du conduit** qui empêche l'air de passer, engendrant **ronflements** au début, puis **apnées** lorsque l'obstruction est complète.	• fatigue chronique • **somnolence diurne** • difficultés de concentration • difficultés de mémorisation • irritabilité • troubles de la libido • sommeil agité...	• **âge** : le vieillissement est associé à une perte de souplesse des voies aériennes supérieures. • **obésité**, car des dépôts graisseux rétrécissent les voies aériennes. • sexe : les hommes sont deux fois plus touchés que les femmes.

Les pathologies en un coup d'œil pour les infirmiers

COMPLICATIONS	EXAMENS	TRAITEMENTS
Les micro-réveils inconscients, nécessaires pour réactiver le tonus des muscles du pharynx et par conséquent la perméabilité à l'air du conduit, provoquent une somnolence diurne. Cela augmente la probabilité de survenue d'**accident domestique,** d'**accident de la voie publique (AVP)** ou d'**accident du travail.** Le syndrome d'apnée du sommeil **augmente le risque cardio-vasculaire** par : • l'activation du système nerveux sympathique • un effort cardiaque accru • des mécanismes inflammatoires qui engendrent un stress oxydatif sur les cellules.	• polygraphie ventilatoire nocturne • polysomnographie (examen beaucoup plus complet que le précédent)	En cas d'obésité ou de surpoids, la première mesure consiste en une **perte de poids** (activités physiques adaptées, alimentation moins grasse et moins sucrée...). Appareillage pour **une ventilation en pression positive continue**

(Source : INSERM)

Syndrome de Rett

DÉFINITION	ÉTIOLOGIE	SIGNES CLINIQUES
Le syndrome de Rett est une **maladie génétique rare** qui affecte le développement du système nerveux central. Ce syndrome touche 1 naissance sur 10 000 ou 15 000 et concerne **presque exclusivement les filles**.	La maladie est provoquée par la présence d'un gène mutant sur le **chromosome X** : le **gène MECP2**. C'est une **néo-mutation**, c'est-à-dire non présente chez le père ou la mère. Dans 5 % des cas, la mutation est absente et l'étiologie inconnue.	**Régression rapide des acquis** après un développement normal de 6 à 18 mois : • perte du langage • perte de la marche • perte de la coordination des mouvements • perte de l'intérêt pour les interactions sociales • ne suit pas les autres du regard • stéréotypie manuelle. (On retrouve des **signes autistiques** : le syndrome de Rett a ainsi longtemps été considéré comme une forme d'autisme.) Phase de stabilisation

COMPLICATIONS	EXAMENS	TRAITEMENTS
Multiples et **raccourcissant l'espérance de vie** : • troubles respiratoires (hyperventilation suivie d'apnée) • troubles cardio-vasculaires • troubles de la déglutition • troubles nutritionnels • crises d'épilepsie • scoliose.	Le **diagnostic** repose sur la **clinique** et sur des **tests génétiques** pour rechercher le gène mutant.	Une **prise en charge pluridisciplinaire** des symptômes permet aux personnes atteintes de vivre plusieurs dizaines d'années. **Traitements symptomatiques** des manifestations respiratoires, cardio-vasculaires et des crises convulsives Bien que le syndrome de Rett ne concerne que 30 à 40 enfants chaque année en France, la recherche de nouveaux traitements est très active, permettant d'espérer à terme une thérapie génique.

(Source : INSERM)

Thrombose veineuse

DÉFINITION	ÉTIOLOGIE	SIGNES CLINIQUES	FACTEURS DE RISQUES
La thrombose veineuse se caractérise par la **sténose** d'une **veine superficielle** (thrombose veineuse superficielle ou phlébite superficielle) **ou profonde** (thrombose veineuse profonde ou TVP, phlébite).	**Le rétrécissement de la lumière** de la veine est provoqué par la formation d'un **thrombus** (un caillot de sang). Celui-ci, localisé le plus souvent au niveau **des membres inférieurs**, est susceptible de **migrer** des veines fémorales dans la veine cave, puis l'**artère pulmonaire.**	Parfois la thrombose est asymptomatique et le thrombus va se résorber spontanément grâce à la fibrinolyse. **Dans le cas d'une TVP :** • rougeurs, chaleur • œdème, douleurs • absence de ballottement du mollet • légère pyrexie	**Triade de Virchow :** • **stase veineuse :** insuffisance veineuse, immobilité des MI... • **altération de l'endothélium veineux :** chirurgie, traumatisme, implants... • **hypercoagulabilité du sang :** contraceptif hormonal, grossesse, tabagisme, obésité, cancer...

COMPLICATIONS	EXAMENS	TRAITEMENTS
Thrombose veineuse superficielle : • dermite ocre • ulcère variqueux • thrombose veineuse profonde **TVP** : sa complication la plus redoutée est l'**embolie pulmonaire**, responsable en France d'environ 15 000 décès par an.	• examen clinique et anamnèse de la maladie avec recherche d'**antécédents personnels ou familiaux** • ponction veineuse pour dosage des **D-dimères**. Si positif, un **écho-Doppler** est prescrit.	En prévention de la **stase veineuse** : • port de bas de contention (utiles sur les vols long-courriers, les déplacements en car de plusieurs heures...) • activité physique (marcher dans l'avion pour favoriser la circulation sanguine) • éviter le chauffage au sol et les stations debout prolongées sans mouvement. Traitement spécifique par **anticoagulant** ou si nécessaire par **thrombolyse** Un **traitement chirurgical** peut être envisagé pour fragmenter et aspirer le thrombus.

(Source : INSERM)

Troubles du sommeil

DÉFINITION	ÉTIOLOGIE
20 à 30 % de la population se plaint de **troubles du sommeil.** Ces troubles regroupent : • les insomnies • la narcolepsie • les parasomnies • le syndrome des jambes sans repos • le syndrome d'apnée du sommeil	**Insomnies :** prédisposition génétique, facteur déclenchant (stress, dépression, etc.), facteur de chronicisation **Narcolepsie :** perte de certains neurones par un mécanisme auto-immun **Parasomnies :** forte prédisposition génétique **Syndrome des jambes sans repos :** prédisposition génétique, carence en fer et/ou en dopamine **Syndrome d'apnée du sommeil :** obstruction des voies respiratoires par le relâchement des muscles du pharynx. Cela provoque des micro-réveils inconscients qui nuisent à la qualité du sommeil.

Troubles du sommeil

SIGNES CLINIQUES	COMPLICATIONS
Insomnie sévère : difficultés d'endormissement et/ou réveils nocturnes plusieurs jours par semaine pendant plusieurs mois **Narcolepsie :** endormissement incontrôlable, attaque de cataplexie, hallucinations **Parasomnies :** comportements anormaux durant le sommeil, somnambulisme **Syndrome des jambes sans repos :** besoin impératif de bouger nuisant à l'endormissement et au sommeil **Syndrome d'apnée du sommeil :** micro-réveils inconscients, fatigue chronique	**Somnolence diurne excessive** favorisant les accidents domestiques ou de la voie publique Risque de **consommation excessive de benzodiazépines**, pouvant entraîner une accoutumance La **privation chronique de sommeil** pourrait expliquer en partie l'augmentation de l'**obésité** et du **diabète de type 2** au sein de la population par dérèglement des mécanismes de l'appétit. La **qualité du sommeil** joue un rôle sur la **réponse immunitaire**. Le **manque de sommeil** peut entraîner des **troubles de l'apprentissage**.

(Source : INSERM)

Tuberculose

DÉFINITION	ÉTIOLOGIE	SIGNES CLINIQUES	FACTEURS DE RISQUES
On distingue l'**infection tuberculeuse latente** (ITL) et la **tuberculose maladie** (TM), dont la **forme pulmonaire**, la plus fréquente, est **contagieuse**. Des formes extra-pulmonaires sont également possibles (osseuses, rénales, génitales, etc.).	La tuberculose est due au **bacille de Koch** (BK). La **transmission** se fait par **voie aérienne**, favorisée par la toux et les expectorations. Toute **atteinte respiratoire** est potentiellement contagieuse (formes pulmonaire, ORL, pleurale).	L'ITL ne présente pas de signe clinique, n'est pas contagieuse et la radio du thorax est normale. Chez l'adulte, la TM doit être évoquée devant la persistance de plus de 3 semaines de signes pulmonaires : toux, dyspnée, expectoration, hémoptysie, AEG…	Personnes les plus atteintes : • les plus défavorisées • originaires des zones de forte endémie **Disparités territoriales** : les régions Île-de-France, Provence-Alpes-Côte d'Azur et Auvergne-Rhône-Alpes totalisent plus de la moitié des cas déclarés en France.

COMPLICATIONS	EXAMENS	TRAITEMENTS	INFORMATIONS IDE/AS/AMP
Dans 10 % des cas (30 % pour les **patients immunodéprimés**), une ITL bascule vers la TM. La TM est mortelle dans 50 % des cas en l'absence de traitement. **Du fait du traitement par longue antibiothérapie, l'observance est cruciale.**	Si suspicion de TM : • radio du thorax • examen cytobactériologique des crachats (ECBC) • ± examen du liquide gastrique • ± fibroscopie bronchique • ± examens orientés si formes extra-pulmonaires Une IDR à la tuberculine peut aider au diagnostic.	Le traitement de la TM est **une antibiothérapie** en 2 étapes : • **phase initiale** : 4 antibiotiques pendant 2 mois • **phase de continuation** : 2 antibiotiques pendant 9 mois si **résistance** (de plus en plus nombreuses), pendant 4 mois dans le cas contraire.	La TM, dès qu'un traitement est entrepris, ainsi qu'une ITL chez l'enfant < 15 ans (dépistée par IDR), fait l'objet d'une **déclaration obligatoire** (DO). Elle se fait au centre de lutte antituberculeuse (CLAT) qui se chargera de mener une enquête autour du cas.

(Sources : Santé publique France et revue *Soins*)

Urticaire

DÉFINITION	ÉTIOLOGIE	SIGNES CLINIQUES	FACTEURS DE RISQUES
L'urticaire est une **dermatose**. Elle peut être allergique ou non allergique. L'**urticaire non allergique** est la **plus fréquente** et touche 2 % de la population dans sa **forme chronique**.	Libération massive de **médiateurs chimiques** (comme l'histamine) par les **mastocytes** du système immunitaire Ces derniers sont activés par des **allergènes** ou des **stimuli non allergéniques** (chaud, froid, stress, bactéries, médicaments… et même soleil).	• érythème • œdème • prurit Disparition des lésions dans les 24 heures, sans séquelle pour l'**urticaire allergique** Dans l'urticaire non allergique, certaines poussées peuvent persister des mois.	Les antibiotiques (notamment la pénicilline) et les **AINS** (surtout l'aspirine) Les **urticaires médicamenteuses** allergiques sont rares (5 % des cas). Certains aliments sont souvent impliqués dans l'urticaire allergique (lait de vache, œufs, poissons, crustacés, arachides, etc.).

COMPLICATIONS	EXAMENS et TRAITEMENTS	RÔLE IDE
L'urticaire allergique est associée à une **activation mastocytaire généralisée**. C'est une crise aiguë qui peut causer un **choc anaphylactique**, associé ou non à un **œdème de Quincke**, et qui nécessite un **avis médical urgent**.	Une consultation spécialisée en **médecine allergologique** permettra de mettre en évidence les allergènes ou les stimuli responsables de l'urticaire. Les **antihistaminiques** sont utilisés en première intention et sont efficaces dans 75 % des cas. Sur le long terme, dans le cas de l'urticaire allergique, il est recherché prioritairement l'éviction de l'allergène. Des **règles hygiéno-diététiques** simples peuvent soulager le patient. Hors contexte hospitalier, il existe des **stylos injecteurs d'adrénaline**, utilisables en cas de choc anaphylactique.	Si une personne ingère ou est suspectée d'avoir ingéré un aliment auquel elle est allergique, la prise de **corticoïde per os** avec l'**accord du médecin** (il peut s'agir d'un protocole) peut suffire à prévenir une réaction aiguë.

(Source : INSERM)

VIH (infection par)

DÉFINITION	ÉTIOLOGIE	SIGNES CLINIQUES	FACTEURS DE RISQUES
L'infection par VIH (virus de l'immunodéficience humaine) concernait environ 150 000 personnes en France en 2010. Malgré les progrès thérapeutiques, **aucun traitement ne guérit** de cette infection. De plus, le **diagnostic** est encore trop souvent **tardif.**	Le VIH utilise **les cellules du système immunitaire** avec marqueurs de surface CD4 pour se répliquer. Cela induit à terme une **immunodéficience** qui conduit au stade **SIDA** (syndrome de l'immunodéficience acquise) et à ses **infections opportunistes.**	La **primo-infection passe inaperçue** dans la majorité des cas. Parfois, 15 à 30 jours après l'infection : • fièvre • ganglions • éruption cutanée • pharyngite • myalgies.	• rapports sexuels non protégés • personne déjà infectée par une IST • toxicomanie (échange de seringue...) • transmission mère-enfant (grossesse, accouchement par voie basse, allaitement)

Les pathologies en un coup d'œil pour les infirmiers

COMPLICATIONS	EXAMENS	TRAITEMENTS	RÔLE IDE
Avec un taux de lymphocytes CD4 < $200/mm^3$, passage au stade SIDA et apparition de **maladies opportunistes** : • tuberculose • sarcome de Kaposi... Co-infection par le VHC (toxicomanie) avec accélération de l'évolution de l'hépatite C	• **dépistage** du VIH par un **test sanguin** de **4e génération** • suivi du **nombre** de **lymphocytes CD4** dans le sang (tant que les **CD4 > $500/mm^3$**, il n'y a **pas d'urgence à commencer un traitement**) • suivi de la **charge virale** pour apprécier l'efficacité du traitement Une charge virale indétectable est possible aujourd'hui **ce qui réduit considérablement le risque de transmission**.	Les traitements disponibles aujourd'hui agissent sur les différentes phases de réplication du virus : • inhibiteurs de la fusion • inhibiteurs de la transcriptase inverse • inhibiteurs de la protéase Trois molécules sont utilisées au minimum pour réduire la charge virale.	**Le dépistage précoce et l'observance thérapeutique sont les priorités** : une mauvaise observance conduit à une résistance du virus et à un risque d'échec thérapeutique. La chronicisation de l'infection expose à un risque accru de maladies cardio-vasculaires (**le VIH est un FDR CV**), de cancer, etc.

(Sources : revue *Soins* et INSERM)

Vitiligo

DÉFINITION	ÉTIOLOGIE	SIGNES CLINIQUES
Le vitiligo est une **dermatose.** Il existe 2 formes : **segmentaire** et **non segmentaire.** Le vitiligo touche entre **0,5 et 1 % de la population mondiale.**	La maladie est d'**origine multifactorielle** avec une composante **génétique.** Son mécanisme est **auto-immun.** La dépigmentation de la peau est liée à la **perte des mélanocytes.**	**Dépigmentation** progressive de la peau **Forme segmentaire :** dépigmentation unilatérale et bien délimitée **Forme non segmentaire :** dépigmentation bilatérale, symétrique, progressive et pouvant recouvrir tout le corps (**vitiligo universalis**). Parfois, les poils et les cheveux deviennent blancs (**leucotrichie**). Des frottements réguliers, des cicatrices récentes peuvent favoriser l'apparition de nouvelles lésions.

Les pathologies en un coup d'œil pour les infirmiers

FACTEURS DE RISQUES	COMPLICATIONS	EXAMENS	TRAITEMENTS
Une prédisposition familiale existe : si un parent est touché, le risque de développer la maladie est de 5 à 8 %. **Le stress** peut favoriser le déclenchement de la maladie (grossesse, acte chirurgical, maladie, etc.).	Le vitiligo, bien que bénin, a un **impact social important**. **Le vitiligo peut avoir des comorbidités associées :** • hypothyroïdie • hyperthyroïdie • polyarthrite rhumatoïde • diabète de type 1 • MICI	**Le diagnostic** est posé par l'**exposition des zones atteintes** à une **lampe de Wood**, émettrice d'UVA long et de lumière ultraviolette. Elle permet éventuellement de distinguer le vitiligo d'un psoriasis, d'un eczéma…	• maquillage médical • traitement topique (corticoïde en application locale) • photothérapie par UVB • en cas de vitiligo universalis, une dépigmentation de la peau saine est une possibilité • greffe mélanocytaire

(Source : INSERM)

Glossaire

(volontairement succinct, ce glossaire ne se substitue pas à un dictionnaire médical)

Acidocétose : résulte d'une carence en insuline suivie d'une hyperglycémie. Peut aboutir au coma acidocétosique susceptible d'être mortel.

Acidose : rupture de l'équilibre acido-basique du sang dont le pH devient inférieur à 7,40

Acouphène : sensation auditive ne résultant pas d'un stimulus extérieur (bourdonnement, sifflement...)

Akinésie : absence de mouvement volontaire

Alopécie : chute des cheveux

Allodynie : douleur provoquée par une stimulation non douloureuse

Aménorrhée : absence de flux menstruel chez la femme non ménopausée

Anamnèse : histoire de la maladie, comprenant les antécédents médicaux, les résultats des examens médicaux déjà réalisés et les traitements mis en place

Anémie : diminution du nombre d'érythrocytes

Angiogenèse : processus permettant la formation de nouveaux vaisseaux sanguins

Angiome stellaire : angiome constitué d'un point rouge d'où irradient de multiples télangiectasies

Angioplastie : remodelage ou réparation d'un vaisseau

Anhédonie : perte de la sensation de plaisir

Anorexie : perte ou diminution de l'appétit

Aphasie : impossibilité de traduire la pensée par des mots

Apoptose : mort cellulaire programmée

Apraxie : perte de compréhension de l'usage des objets usuels

Artériographie : examen utilisant un produit de contraste opaque aux rayons X

Arthralgie : douleur articulaire

Ascite : accumulation de liquide dans la cavité péritonéale

Astérixis : mouvements de flexion et d'extension des poignets, lents et irréguliers

Asthénie : impression d'épuisement avant tout effort

Asymptomatique : sans symptôme

Ataxie : trouble de la coordination des mouvements

Atélectasie : affaissement des alvéoles pulmonaires

Athérosclérose : Sclérose artérielle caractérisée par l'accumulation de plaque d'athérome sur la tunique interne du vaisseau pouvant aller jusqu'à l'obstruction de ce dernier

Atopie : prédisposition héréditaire à développer une allergie

Auto-immune : lorsque le système immunitaire est dirigé contre soi (et non contre les cellules étrangères).

Autosomique : qui est lié aux chromosomes somatiques, donc non liés à la détermination du sexe (22 paires chez l'Homme).

Basophile : les granulocytes basophiles jouent un rôle important dans la réaction inflammatoire en augmentant la perméabilité des capillaires sanguins (par largage d'histamine) lorsqu'ils sont activés au contacte d'un allergène.

Bradykinésie : ralentissement des mouvements volontaires

Bradypsychie : ralentissement des idées

Bronchoconstriction : réduction du diamètre des bronches

Cachexie : amaigrissement extrême

Cardiopathie : affection du cœur

Cataplexie : perte soudaine du tonus musculaire

Céphalées : maux de tête

Chélateur : produit chimique qui capte les ions métalliques pour favoriser leur élimination par les reins.

Cholestérol : variété de stérol présent dans l'organisme, aussi nommé LDL cholestérol. Un taux élevé de cholestérol est associé à une augmentation du risque cardio-vasculaire. *A contrario*, le HDL cholestérol a un effet protecteur.

Chondral(e) : relatif au cartilage. Os sous-chondral : situé sous le cartilage

Chorée : trouble nerveux caractérisé par des contractions cloniques des muscles responsables de mouvements brusques et involontaires

Coma hypoglycémique : peut survenir chez toute personne diabétique traitée par insuline. Le traitement de choix est alors l'injection IM de glucagon qui peut être pratiquée par l'entourage préalablement formé.

Comorbidité : trouble associé à une pathologie

Cryptogénique : cause suspectée mais cachée

Cytokines : protéine d'action locale produite par une cellule et allant se fixer sur une autre cellule

Décubitus : se dit d'un corps reposant sur un plan horizontal

Diplopie : vision double

Distal(e) : éloigné(e) de la racine du membre

DLC : date limite de consommation

Doppler : examen permettant de connaître le sens et la vitesse du flux sanguin

Drop attack : chute brutale sans perte de conscience

Dysarthrie : trouble de la parole

Dyspnée : difficulté à la ventilation

Dystonie : trouble du tonus musculaire engendrant des postures anormales

Éclampsie : crises convulsives résultant d'une hypertension intracrânienne (HTIC)

Écoute active : écoute réalisée avec de la disponibilité physique et psychique. Prise en compte du langage verbal et non verbal, utilisation de la reformulation...

Ectopique : en dehors de sa localisation d'origine

Eczéma : placard rouge, prurigineux, avec éruption de vésicules

Électrocardiogramme : courbe obtenue avec l'électrocardiographe mesurant l'activité électrique du cœur dans le temps

Électroconvulsivothérapie : courant électrique administré dans la zone frontale du cerveau sous anesthésie générale

Endocardite : inflammation de la tunique interne du cœur

Endométrial (tissu) : identique à l'endomètre

Enzyme de conversion : enzyme d'origine hépatique qui transforme l'angiotensine I en angiotensine II

Épreintes : coliques violentes qui précèdent une évacuation de selles

Érythème : rougeur

Érythrocyte : globule rouge

Érythropoïétine : hormone sécrétée par le cortex rénal lors d'une baisse d'oxygène dans les artères rénales. Elle stimule la production de globules rouges.

État de conscience minimale : altération de la conscience avec ouverture des yeux spontanée, poursuite, conscience partielle mais insuffisante pour établir une communication fonctionnelle

Éveil non répondant (ex état végétatif) : altération de la conscience avec ouverture spontanée des yeux mais sans poursuite et sans conscience

Fasciculation : contraction involontaire de quelques fibres musculaires

Fundus : l'estomac est divisé en quatre grandes parties : le cardia, le fundus (situé en haut et à gauche du cardia), le corps et le pylore

Gastro-entérite : inflammation des muqueuses gastrique et intestinale pouvant provoquer diarrhées, vomissements et fièvre

Glomérulonéphrite : maladie du rein atteignant de manière sélective les glomérules

Glycosurie : présence de glucose dans les urines

Hématémèse : évacuation de sang d'origine digestive par la bouche

Hémianopsie latérale homonyme : affaiblissement ou perte de la vue dans une moitié du champs visuel des deux yeux

Hémochromatose : maladie engendrant une accumulation de fer dans les tissus, notamment hépatique

Hémoptysie : évacuation par la bouche de sang venant des voies respiratoires

Hepcidine : hormone d'origine hépatique qui bloque l'absorption intestinale du fer

Histamine : médiateur chimique de l'hypersensibilité immédiate

Hyperalgésie : abaissement du seuil de perception de la douleur

Hypercapnie : augmentation du dioxyde de carbone dissous dans le sang

Hyperesthésie : exagération de la sensibilité de divers sens

Hyperglycémie : présence anormalement élevée de glucose dans le sang

Hyperkératose : dermatose caractérisée par une hyperplasie de la couche cornée de l'épiderme

Hypertension portale : blocage de la circulation dans la veine porte

Hypokinésie : diminution de l'amplitude des mouvements

Hyponatrémie : diminution anormale du sodium sanguin

Hypoxie : diminution de l'oxygénation des tissus

Iatrogène : lié aux soins, aux thérapeutiques

Ictère : coloration jaune de la peau par la bilirubine, parfois appelée « jaunisse »

Idiopathique : se dit d'une maladie qui n'a pas de cause connue (synonyme de « essentielle »).

Immunoglobuline : anticorps

Incubation : période asymptomatique durant laquelle le pathogène se duplique.

Index de pression systolique : rapport entre la pression systolique de la cheville sur la pression systolique humérale

Infarctus : territoire vasculaire où cesse la circulation.

Insuffisance cardiaque : inaptitude du cœur à répondre aux besoins hémodynamiques de l'organisme

Laparoscopie : examen endoscopique de la cavité abdominale (synonyme de cœlioscopie)

Lupus érythémateux disséminé : maladie auto-immune se caractérisant par un placard érythémateux et des localisations viscérales multiples

Lymphocyte B : agent de la réponse immunitaire spécifique humorale produisant des anticorps

Lymphocyte T : agent de la réponse immunitaire spécifique cellulaire

Macula : partie centrale et postérieure de la rétine riche en photorécepteurs

Mastocyte : cellule granuleuse du système immunitaire présente dans les tissus conjonctifs, les ganglions lymphatiques, la rate et la moelle osseuse

Mélanodermie : coloration foncée de la peau due à un excès pathologique de mélanine

Mélanome : cancer de la peau

Méléna : présence de sang noir mélangé ou non aux selles

Ménopause : fin de la fonction menstruelle

Métastase : foyer secondaire d'un cancer, après migration par voie sanguine ou lymphatique

Mitrale (valve) : aussi appelée valve bicuspide ou valve atrio-ventriculaire gauche, sépare l'oreillette gauche du ventricule gauche.

Morbidité : ensemble des pathologies affectant un individu en un temps donné

Mort cérébrale : absence totale et définitive d'activité cérébrale. La ventilation et l'activité cardiaque ne sont plus assurées.

Myalgie : douleur musculaire

Myoclonie : secousse musculaire brève

Nécrose : mort cellulaire ou tissulaire

Œdème de Quincke : infiltration œdémateuse au niveau du larynx

Ostéoblaste : cellule qui assure la formation de la trame osseuse.

Ostéoclaste : cellule qui assure la destruction de la trame osseuse.

Ostéoporose : maladie du squelette se répercutant sur la densité et la qualité osseuses

Otite : inflammation aiguë ou chronique de l'oreille externe ou moyenne

Ototoxique : qui peut nuire à l'appareil auditif.

Papille : petite saillie molle, en mamelon

Péricardite : inflammation du péricarde qui enveloppe le cœur

Péritoine : membrane tapissant l'intérieur de la paroi abdominale

Per os : par la bouche

Phonophobie : hypersensibilité au bruit

Photophobie : hypersensibilité à la lumière

Pleurésie : inflammation de la plèvre qui entoure le poumon

Pneumothorax : épanchement d'air dans la cavité pleurale

Polydipsie : soif excessive

Polygraphie ventilatoire nocturne : enregistrement de la ventilation pendant au moins six heures via un capteur nasal, enregistrement des mouvements ventilatoires via une ceinture abdominale et thoracique, enregistrement du son des ronflements et mise en place d'un oxymètre de pouls pour la mesure non invasive de l'oxygénation du sang

Polykystose rénale : maladie héréditaire qui se manifeste par l'apparition lente et progressive de kystes sur les reins mais également sur d'autres organes comme le foie.

Polysomnographie : association d'un électroencéphalogramme, d'un électromyogramme, d'un électro-oculogramme, d'un électrocardiogramme...

Polyurie : mictions abondantes

Ponction biopsie hépatique : examen invasif, sous anesthésie locale, qui consiste en un « carottage » du foie.

Porte (veine) : achemine vers le foie le sang de la rate et des organes digestifs.

Post-partum : après un accouchement

Potentiateur : qui améliore le fonctionnement (différent de « correcteur » qui corrige le mauvais fonctionnement).

Presbyacousie : modification de l'audition chez la personne âgée : les sons sont mieux perçus de loin que de près et les chuchotements mieux perçus qu'une conversation normale.

***Prick-test* :** (ou désensibilisation) administration régulière d'extraits allergéniques, idéalement par voie sublinguale, pendant 3 à 5 ans

Primigeste : qui est enceinte pour la première fois.

Prodrome : signe avant-coureur

Prophylaxie : thérapeutique qui a pour objectif la prévention d'une maladie.

Proximal(e) : proche de la racine du membre

Prurit : démangeaisons

Pyélonéphrite : infection du haut appareil urinaire

Pyrexie : fièvre

Récessive : se dit d'une maladie génétique qui nécessite la présence d'un gène mutant sur chaque chromosome d'une même paire (pour une maladie génétique dominante, un seul gène est nécessaire).

Rétention hydrosodée : rétention hydrique liée à un excès de sel dans l'alimentation

Sémiologie : étude des signes des maladies

Shunt : communication anormale de deux parties de l'appareil cardio-vasculaire

Signe : élément clinique mesurable et donc objectif

Spasticité : sujet à la contracture

Splénomégalie : rate volumineuse

Sténose : rétrécissement

Stent : endoprothèse métallique qui maintient l'artère ouverte.

Symptôme : qui est ressenti par la personne mais non mesurable et par conséquent subjectif.

Symptomatique : dont la cause est connue.

Syndrome métabolique : association de trois des problèmes suivants : surcharge pondérale, hypertension artérielle, taux d'insuline dans le sang anormalement élevé, hyperglycémie, hypercholestérolémie LDL. Le syndrome métabolique est associé à un risque cardio-vasculaire trois fois plus élevé que la normale.

Synoviale : membrane interne de la capsule articulaire d'une articulation mobile

Synovie : liquide produit par la synoviale et contenu dans la capsule articulaire d'une articulation mobile

Synovite : inflammation de la membrane synoviale

Télangiectasie : dilatation des vaisseaux éloignés du cœur

Ténesme : contraction douloureuse du sphincter anal

Thrombopénie : diminution anormale du nombre de plaquettes dans le sang

Thrombus : masse sanguine coagulée

Trabéculum : assure la filtration de l'humeur aqueuse en dehors de l'œil.

Tricuspide (valve) : aussi appelée valve atrio-ventriculaire droite, sépare l'oreillette droite du ventricule droit.

Troponine : protéine musculaire

Vasoplégie : perte de tonus de la paroi des vaisseaux sanguins pouvant entraîner une chute brutale de la pression artérielle

VEMS : volume expiratoire maximal par seconde

Vitamine D : d'origine végétale, animale ou synthétisée par la peau au contact des rayons ultra-violets (UV), cette vitamine est nécessaire au remaniement osseux.

Xérose : peau sèche

Elsevier Masson SAS
65, rue Camille-Desmoulins
92442 Issy-les-Moulineaux cedex

Dépôt légal : mai 2018

Composition : SPI

Imprimé en Pologne par Dimograf